Ulrich Streeck

Die psychoanalytisch-interaktionelle Gruppenpsychotherapie

Das Anliegen der Buchreihe BIBLIOTHEK DER PSYCHOANALYSE besteht darin, ein Forum der Auseinandersetzung zu schaffen, das der Psychoanalyse als Grundlagenwissenschaft, als Human- und Kulturwissenschaft sowie als klinische Theorie und Praxis neue Impulse verleiht. Die verschiedenen Strömungen innerhalb der Psychoanalyse sollen zu Wort kommen, und der kritische Dialog mit den Nachbarwissenschaften soll intensiviert werden. Bislang haben sich folgende Themenschwerpunkte herauskristallisiert: Die Wiederentdeckung lange vergriffener Klassiker der Psychoanalyse – wie beispielsweise der Werke von Otto Fenichel, Karl Abraham, Siegfried Bernfeld, W. R. D. Fairbairn, Sándor Ferenczi und Otto Rank – soll die gemeinsamen Wurzeln der von Zersplitterung bedrohten psychoanalytischen Bewegung stärken. Einen weiteren Baustein psychoanalytischer Identität bildet die Beschäftigung mit dem Werk und der Person Sigmund Freuds und den Diskussionen und Konflikten in der Frühgeschichte der psychoanalytischen Bewegung.

Im Zuge ihrer Etablierung als medizinisch-psychologisches Heilverfahren hat die Psychoanalyse ihre geisteswissenschaftlichen, kulturanalytischen und politischen Bezüge vernachlässigt. Indem der Dialog mit den Nachbarwissenschaften wiederaufgenommen wird, soll das kultur- und gesellschaftskritische Erbe der Psychoanalyse wiederbelebt und weiterentwickelt werden.

Die Psychoanalyse steht in Konkurrenz zu benachbarten Psychotherapieverfahren und der biologisch-naturwissenschaftlichen Psychiatrie. Als das ambitionierteste unter den psychotherapeutischen Verfahren sollte sich die Psychoanalyse der Überprüfung ihrer Verfahrensweisen und ihrer Therapie-Erfolge durch die empirischen Wissenschaften stellen, aber auch eigene Kriterien und Verfahren zur Erfolgskontrolle entwickeln. In diesen Zusammenhang gehört auch die Wiederaufnahme der Diskussion über den besonderen wissenschaftstheoretischen Status der Psychoanalyse.

Hundert Jahre nach ihrer Schöpfung durch Sigmund Freud sieht sich die Psychoanalyse vor neue Herausforderungen gestellt, die sie nur bewältigen kann, wenn sie sich auf ihr kritisches Potenzial besinnt.

BIBLIOTHEK DER PSYCHOANALYSE
HERAUSGEGEBEN VON HANS-JÜRGEN WIRTH

Ulrich Streeck

Die psychoanalytisch-interaktionelle Gruppenpsychotherapie

Intersubjektivität, Beziehungswissen und Zwischenleiblichkeit

Mit Geleitworten von Jörg R. Bergmann, Andreas Dally und Ole Falck

Psychosozial-Verlag

Bibliografische Information der Deutschen Nationalbibliothek
Die Deutsche Nationalbibliothek verzeichnet diese Publikation
in der Deutschen Nationalbibliografie; detaillierte bibliografische Daten
sind im Internet über http://dnb.d-nb.de abrufbar.

Originalausgabe

Gesetzlich vertreten durch die persönlich haftende Gesellschaft Wirth GmbH,
Geschäftsführer: Johann Wirth
Walltorstraße 10, 35390 Gießen, Deutschland
0641 969978 0
info@psychosozial-verlag.de
www.psychosozial-verlag.de

Umschlagabbildung: Paul Klee, *Bewegung von gewölbten Räumen*, 1915
Umschlaggestaltung und Innenlayout nach Entwürfen von Hanspeter Ludwig, Wetzlar
Satz: SatzHerstellung Verlagsdienstleistungen Heike Amthor, Fernwald
Druck und Bindung: Druckhaus Bechstein GmbH,
Willy-Bechstein-Straße 4, 35576 Wetzlar, Deutschland
Printed in Germany

ISBN 978-3-8379-3331-4 (Print)
ISBN 978-3-8379-6231-4 (E-Book-PDF)
https://doi.org/10.30820/9783837962314
ISSN 2364-0588 (Print)
ISSN 3053-4801 (Digital)

Inhalt

Geleitwort 9
Jörg R. Bergmann

Geleitwort 13
Andreas Dally & Ole Falck

Vorwort 19
Annette Streeck-Fischer

Einleitung 21

Teil 1: Theorie

Persönlichkeitsstörungen – strukturelle Störungen 27

Schwerpunkte der psychoanalytisch-interaktionellen Methode (PIM) in der Gruppenpsychotherapie 31

Einige Grundlagen der psychoanalytisch-interaktionellen Methode in der Gruppe 37

Gruppe und Gruppentherapie in ihrer Bedeutung in der Gesellschaft 37
Freud, Foulkes und die psychoanalytische Gruppentherapie 40
Zur Entstehung der psychoanalytisch-interaktionellen Methode 48
Soziologie, Mikrosoziologie, Leiblichkeit und Zwischenleiblichkeit 52
Zum Zwischen von Subjekten und Personen in der Gruppe 56
Was leibliches Erleben und leiblicher Ausdruck bedeuten 61

Teil 2: Praxis

Psychotherapeutische Techniken und die Praxis der psychoanalytisch-interaktionellen Methode der Gruppentherapie 69
Soziale Wirklichkeit, das Zwischen und Antworten 69
Rahmenbedingungen 72
Eine neue Gruppe beginnt 73
Das Geschehen im Zwischen und implizites Beziehungswissen 79
Soziale Interaktion und Wissen 85
Zur Haltung des Psychotherapeuten in der psychoanalytisch-interaktionellen Gruppentherapie 86

Warum überhaupt Antworten? 89
Soziale Beziehungen im Gruppenkontext 92
Mit Blick auf den anderen 98
»Mit dem, was ich tue, zeige ich dir, was das für mich ist, das du da getan hast …« 100
Wie werden die Patienten in der Gruppe das voraussichtlich aufnehmen, wenn ich mein antwortendes Erleben in dieser Weise zum Ausdruck bringe? 102
Wie frei kann »freie Interaktion« sein? 103

»Was machen wir hier eigentlich?« 107
Unvorhersehbarkeit und Offenheit 107
Privatheit und Öffentlichkeit 109
Vorbereitung der Patienten auf die gemeinsame therapeutische Arbeit in der Gruppe 117
Grundregel 121
Explizite und implizite Themen 125
Ist »Gruppentherapeut« eine soziale Rolle? 127
Sind Akteure in sozialer Interaktion voneinander getrennte Einzelne? 129

Herausforderungen und Missverständnisse 131
Gefährdungen des Rahmens 131
Vermeiden 134
Dysfunktionale interpersonelle Beziehungsmuster 138
»Was die Gruppe braucht« 139

Schluss 141

Literatur 143

Geleitwort

Jörg R. Bergmann

Ulrich Streeck war weithin bekannt als ein engagierter und erfolgreicher Psychotherapeut und Psychoanalytiker, der nicht zuletzt auch als langjähriger Klinikdirektor und Berufsvertreter seiner Profession allseits geschätzt wurde. Er war aber nicht nur ein klinischer Praktiker, sondern auch ein Psychotherapieforscher, der es verstand, die Praxis mit der Wissenschaft und die Wissenschaft mit der Praxis auf fruchtbare Weise in Beziehung zu setzen. Im Rahmen der Psychotherapieforschung – nach meiner Erinnerung war es auf einer der ersten Tagungen zu diesem Thema in seiner Klinik in Tiefenbrunn – haben wir uns vor etwa 30 Jahren kennengelernt. Wir waren beide daran interessiert, auf empirische Weise zu erkunden, was hinter den verschlossenen Türen einer Praxis in einer psychotherapeutischen Sitzung zwischen TherapeutIn und KlientIn eigentlich geschieht.

Dieses gemeinsame Forschungsinteresse geht zurück auf unser beider Berufsbiografien, die etwas schräg zwischen den Disziplinen verliefen. Nach seinem Medizinstudium hat Ulrich Streeck in einem Zweitstudium Soziologie studiert und einige Jahre als wissenschaftlicher Assistent am Soziologischen Forschungsinstitut Göttingen gearbeitet. Erst danach hat er sich ganz der klinischen Arbeit zugewandt und die Ausbildung zum Psychoanalytiker absolviert. Er kam also über die Soziologie zur Psychotherapie (während es bei mir genau umgekehrt war), und dieser bewegliche Werdegang zwischen den institutionalisierten Fächern hat seine Sichtweise und berufliche Identität geprägt. Die Grenzziehungen, die die universitären Fächer zwischen sich nicht selten eifersüchtig pflegen, erschienen ihm jedenfalls als einengende künstliche Konstruktionen, die zudem in der sozialen Welt des Alltags keine Relevanz hatten. Erst der bewegliche Aufenthalt zwischen den etablierten Fächern verschaffte ihm die Freiheit, ohne straffe Bindung an Theorien oder Paradigmen seinem Forschungsgegenstand dorthin zu folgen, wo immer er ihn hinführte.

Gerade für ihn als Psychotherapeuten hatte diese Selbstpositionierung zwischen den disziplinären Stühlen radikale Konsequenzen – Konsequenzen, die nicht selten zu Unverständnis oder gar Ablehnung bei seinen BerufskollegInnen führten. Für Ulrich Streeck existierte das Psychische nicht im Innern einer Person, es ist immer nur präsent und wirkmächtig im sozialen Verkehr mit anderen. Störende oder klinisch auffällige Verhaltensweisen dürfen nicht isoliert als Persönlichkeitsmerkmale einer Einzelperson attribuiert, sondern müssen immer als *Symptome im sozialen Kontext* verstanden werden. Wie Michael Balint vertrat Ulrich Streeck eine »Zwei-Personen-Psychologie«, aber er hat sehr viel konsequenter als Balint selbst die Vorstellung in seinen wissenschaftlichen Arbeiten präzisiert, dass Menschen keine isolierten Monaden, sondern soziale »Zwischenwesen« sind.

Vor diesem Hintergrund wird verständlich, mit welch großem Interesse er die Forschungen aus der Mikrosoziologie – und insbesondere der Konversationsanalyse – rezipierte, und mit welchem Engagement er den Austausch mit KollegInnen suchte und förderte, die aus der Soziologie oder Sprachwissenschaft kommend sich in ihren Arbeiten der genauen Analyse von Mikroprozessen der sozialen Interaktion widmeten. Hier traf er, so könnte man sagen, wissenschaftliche Seelenverwandte, die ihre Aufmerksamkeit nicht auf die Subjektivität einer Person richteten, sondern auf die Frage, wie die Akteure im Umgang miteinander zu einer *inter*-subjektiven Verständigung gelangen. Ebenso wenig wie die vereinzelte Psyche war dabei die einzelne Handlung einer Person der zentrale Ansatzpunkt, sondern die *Inter*-Aktion zwischen den Akteuren, bei der sich das Psychische mit dem Sozialen verschränkt.

Ein schönes Beispiel für Ulrich Streecks psychotherapeutisches Augenmerk für die Zwischenwelt der sozialen Interaktion findet sich in einem Aufsatz, der vor ca. 20 Jahren erschienen ist und in dem er sich der Bedeutung kleiner ritueller Handlungen widmet. In dem Text geht es unter anderem um Verabschiedungen, mit denen psychotherapeutische Sitzungen üblicherweise zu Ende gehen. Man könnte denken, dass Verabschiedungen Routinehandlungen sind, die mehr oder weniger automatisch ablaufen und für das therapeutische Geschehen keine signifikante Bedeutung haben. Doch jedes Abschiednehmen findet in einer liminalen Situation statt, es ereignet sich zwischen dem Zusammensein und dem Getrenntsein, zwischen der Anwesenheit des anderen und dessen Abwesenheit. Dieses »Zwischen« ist die Welt, die Ulrich Streeck für die Psychotherapieforschung entdeckt und erkundet hat, in der er gewirkt und so vielen seiner KollegInnen die Augen geöffnet hat.

In dem Aufsatz beschreibt Ulrich Streeck eine Klientin, die nach dem Händeschütteln bei der Verabschiedung ihre Hand weich aus der Hand des Therapeuten gleiten lässt, wobei ja der Therapeut selbst mit seiner Art des Händeschüttelns die Bedingungen für das Verhalten der Klienten geschaffen hat. In lebendiger Erinnerung ist mir auch ein Arbeitstreffen mit ihm, bei dem wir einen Nachmittag lang das Video einer psychotherapeutischen Sitzung analysierten, in der ein Klient, der trotz der deutlichen Signale des Therapeuten, der bereits aufgestanden war, auf seinem Stuhl verharrt und keinerlei Anstalten macht, sich an der Verabschiedung zu beteiligen. Auch hier ist es nicht das »störende« Verhalten des Klienten, dem Ulrich Streecks Aufmerksamkeit galt, sondern die gerade auch vom Therapeuten selbst hergestellte und gesteuerte Interaktionssituation.

Immer war es die Sphäre des Dazwischen, in der Ereignisse ablaufen, soziale Beziehungen reguliert und Bedeutungen verhandelt werden, auf die sich Ulrichs Streecks Blick gerichtet hat. Diese Weiterung der Perspektive verändert auch die Vorstellung vom menschlichen Leib, der nicht mehr als eine in ihrer Körperhülle begrenzte Handlungseinheit erscheint. In einer zusammen mit seinem Bruder Jürgen Streeck, einem Sprachwissenschaftler, durchgeführten Studie hat er verfolgt, wie sich die Körper der Akteure während einer psychotherapeutischen Sitzung synchronisieren und so in einer Sphäre der Interkorporalität, also Zwischenleiblichkeit, miteinander kommunizieren.

Ulrich Streecks Kunst war es, unscheinbare Verhaltensereignisse, die soziale Situation und die psychodynamische Problematik eines Klienten zusammenzudenken. Wie das äußere Verhalten und das Innerpsychische ineinandergreifen, war für ihn der zentrale Ansatzpunkt für die Reflexion wie für die Weiterentwicklung der klinischen Praxis. Ein Resultat dieser Arbeit ist die hier dargestellte »psychoanalytisch-interaktionelle Methode« und deren Einsatz in der Gruppenpsychotherapie.

Vermutlich kann man dem vorliegenden Buch die Anstrengung anmerken, die es Ulrich Streeck gekostet hat, im Bewusstsein seines nahenden Lebensendes das Manuskript so weit wie nur irgend möglich zu einem Abschluss zu bringen. Dieser Eindruck sollte jedoch nicht die Erfahrung überdecken, die jeder machen konnte, der Gelegenheit hatte, mit ihm Gespräche zu führen oder zusammenzuarbeiten. Ulrich Streeck war im Umgang mit anderen zugewandt, konzentriert und nachdenklich, dazu unaufgeregt und gelassen bis zur Lässigkeit. Und er hatte die Begabung, seine Interaktionspartner auf freundliche Weise zu irritieren und zum Nachdenken anzuregen. Das ist ihm etwa wunderbar gelungen mit seinem Text über die »generalisierte Heiterkeitsstörung« (2000), den so manche LeserInnen zunächst als ernsthaften wissenschaftlichen Beitrag gelesen haben, um erst später – vielleicht sogar erst durch Streecks Nachfolgekommentar – zu erkennen, dass der Text tatsächlich auf scherzhaft-ironische Weise demonstrierte, wie sehr das Feld der Psychotherapie inzwischen von medizinisch-biowissenschaftlichem Denken beherrscht wird.

Ulrich Streecks klinischer wie wissenschaftlicher Arbeit lag die Überzeugung zugrunde, dass die gesellschaftliche Wirklichkeit von sozialen Beziehungen durchwirkt und getragen wird. Diese Einsicht war ihm so wichtig, dass er sie in den Titel seiner jüngsten Buchpublikation eingebunden hat: *Zu einer Beziehung gehören mindestens zwei*. Mit seinem Tod ist die von ihm selbst benannte Minimalbedingung für eine soziale Beziehung nicht mehr gegeben. Was bleibt ist eine Leerstelle, eine Phantombeziehung, an der er selbst nur mehr passiv teilhat, die jedoch durch unsere Imagination, unsere kommunikative Erinnerung und durch die Lektüre seiner Texte am Leben erhalten bleibt.

Jörg R. Bergmann
Prof. i. R., Fakultät für Soziologie, Universität Bielefeld

Geleitwort

Andreas Dally & Ole Falck

Gemeinsam mit Prof. Dr. Ulrich Streeck haben wir in den letzten Jahren immer wieder über die Grundlagen des Göttinger Modells der Gruppenpsychotherapie diskutiert. Wir setzten uns mit seinen neuen Ideen und Überlegungen auseinander und gingen meist angeregt nach Hause. Neben seinen Vorstellungen über die gemeinsam gestaltete Beziehung, wie er sie in seinem letzten Buch zusammengefasst hat, hatte er schon länger die Absicht, sich noch einmal mit der Grundlegung der Gruppenpsychotherapie und insbesondere mit der Psychoanalytisch-interaktionellen Methode zu befassen, sich mit den Methoden innerhalb und außerhalb des Göttinger Modells kritisch auseinanderzusetzen und seine Ideen zur Weiterentwicklung vorzustellen. Für ihn und uns völlig überraschend wurde dann Anfang 2023 eine lebensbedrohliche Erkrankung festgestellt und ihm wurde deutlich, wie begrenzt seine Lebenszeit sein würde. Es war ihm ein dringliches Anliegen, seine Gedanken noch zu verschriftlichen und er hat bis kurz vor seinem Tod daran gearbeitet, auch mit der Vorstellung, dass wir anderen uns dann kritisch damit auseinandersetzen könnten.

Prof. Dr. Ulrich Streeck ist am 24. April 2023 im Alter von 79 Jahren verstorben. Er war Facharzt für Psychiatrie und Psychotherapie, Facharzt für Psychosomatische Medizin, Psychoanalytiker und Gruppenanalytiker, Soziologe und Sozialpsychologe. Von 1985 bis 2011 war er Ärztlicher Direktor des Niedersächsischen Landeskrankenhauses Tiefenbrunn bei Göttingen, dem heutigen Asklepios Fachklinikum Tiefenbrunn. Er absolvierte seine psychoanalytische und gruppentherapeutische Ausbildung in Göttingen und war Oberarzt bei Frau Prof. Anneliese Heigl-Evers in Düsseldorf, bevor er die Nachfolge von Prof. Franz Heigl in Tiefenbrunn antrat.

Prof. Streeck war Mitglied des Lou Andreas-Salomé Instituts in Göttingen und viele Jahre als Dozent, Supervisor und Lehranalytiker tätig. Er war seit 1979 Mitglied der DGPT, dort von 1985 bis 1995 im Vorstand und von 1989 bis 1992 ihr 1. Vorsitzender. Als Ärztlicher Direktor der Klinik Tiefenbrunn interessierte er sich besonders für die Anwendung psychoanalytischer Konzepte in der stationären Behandlung, zum Beispiel dafür, wie die einzelnen Berufsgruppen gemeinsam am Behandlungsfokus arbeiten, um die Behandlungsziele des Patienten zu erreichen, welche Modifikationen der therapeutischen Beziehung bei Menschen mit strukturellen Störungen hilfreich und notwendig sind, und natürlich für die Besonderheiten der stationären Gruppentherapie.

Prof. Streeck war Gründungsmitglied der »Arbeitsgemeinschaft für die Anwendung der Psychoanalyse in Gruppen« (seit 2014 »Arbeitsgemeinschaft Gruppenpsychotherapie und Gruppenanalyse«, AGG) in Göttingen und hat als Dozent, Supervisor und Gruppenlehranalytiker über viele Jahre Kolleginnen und Kollegen in der Gruppenpsychotherapie nach dem Göttinger Modell ausgebildet und als Autor wichtiger Veröffentlichungen über Jahrzehnte vor allem die Psychoanalytisch-interaktionelle Methode (PiM) weiterentwickelt, die zunächst für das Gruppensetting, später von ihm auch für die Einzeltherapie und andere Anwendungen konzeptualisiert wurde, beispielsweise in der Pädagogik und in der Supervision.

Herr Streeck war einer der ganz wichtigen und einflussreichen Köpfe in der AGG, die inhaltlich, fachpolitisch, gesellschaftlich und als Lehrer Einfluss genommen haben. Sein besonderes Verdienst ist sicherlich in der Verbindung psychoanalytischer, soziologischer und sozialpsychologischer Ansätze zu finden, mit der er als ein kritischer Geist gleichermaßen intellektuell wie auch praxisorientiert zeitlebens der Frage nachging, wie genau menschliches Erleben, Verhalten und insbesondere Beziehungen mit anderen konstituiert sind. Er verknüpfte dabei über viele Jahre seine umfassende klinische Erfahrung mit jeweils aktuellen und interdisziplinären Forschungsergebnissen und konnte auf diesem Weg schlüssig begründen, warum die klinisch bereits als wirksam erwiesenen Techniken der PiM vor dem Hintergrund neuerer Erkenntnisse zum Beispiel aus Entwicklungspsychologie und Soziologie nachhaltig wirksam sind in der Therapie von Menschen mit schweren Beeinträchtigungen in ihrer Selbst- und Beziehungsregulation. In seiner oft akribischen Argumentation schreckte er nicht davor zurück, Kritik an eher orthodoxen Fachüberzeugungen zu äußern, und war immer an einer inhaltlichen Diskussion darüber interessiert. Er scheute auch die direkte, dichte Begegnung nicht, weder in der fachlichen Auseinandersetzung noch in therapeutischen Beziehungen.

Geboren ein Jahr vor Kriegsende und aufgewachsen in bürgerlichen Verhältnissen, in denen die Erwachsenen mit ihren jeweiligen Kriegserfahrungen befasst und oft überfordert waren, als zweiter Sohn von vier Kindern eines Naturwissenschaftlers und einer Säuglingsschwester, waren Kultiviertheit, Interesse an Wissenschaft und Gelehrsamkeit alltägliche Anforderungen – nicht zufällig sind die drei Brüder Professoren geworden. Ob seine Unerschrockenheit in gruppalen und auch in rivalisierenden Verhältnissen hier begründet liegt? Sicher war er früh geschult in einer Diskussionskultur, in der man nicht einfach Annahmen behaupten sollte, ohne diese gut begründen zu können – eine Erfahrung, die er weitergab.

Als Mitarbeiter in Tiefenbrunn konnte man damit rechnen, von Herrn Streeck unvermittelt angesprochen zu werden, dass er gerade mit einer Patientin zu tun gehabt und diese ihm berichtet habe, dass man ihr gegenüber dieses oder jenes gesagt oder gemacht hätte. Dann fragte er: »Was haben Sie sich dabei gedacht?« Diese Frage war nicht gemeint, wie viele wohl zunächst dachten, als ein Vorwurf oder als ein Hinweis auf einen Fehler und war auch nicht einem Bedürfnis nach Kontrolle geschuldet. Nein, Herr Streeck wollte wissen, was einen motiviert hatte, dies zu sagen oder zu tun. Wenn man also begründen konnte, welche Absicht mit der Äußerung oder Handlung verbunden war, an welche vorausgehende Beobachtung und Überlegung sie anknüpfte oder worauf sie sich bezog, dann konnte oft eine weitergehende gemeinsame Überlegung folgen, ob und wie diese Beobachtung und Überlegung noch weiter geschärft und fokussiert genutzt werden könnte. Auch war wichtig zu erläutern, ob und – wenn ja – woran denn im nachfolgenden Verhalten der Patientin zu erkennen war, dass die Absicht der Intervention auch entsprechend gewirkt habe. Und dann war es auch völlig in Ordnung, wenn das offenbar nicht gelungen war, solange dies ebenso aufmerksam registriert wurde. Denn es ging Herrn Streeck nie um ein »richtiges« Handeln, nicht um die »perfekte Intervention«, weil es die nach seinem interpersonellen Verständnis von Beziehung ja gar nicht geben konnte. Sein Anspruch war stets eine absichtsvolle und reflektierte Vorgehensweise im Umgang mit anderen und eine aufmerksame, auf das Gegenüber ausgerichtete Wahrnehmungsbereitschaft, um im feinen Wechselspiel des Miteinander die Beziehung zu gestalten und sich nicht von Voranahmen leiten zu lassen, sofern sich diese im Zusammenspiel, im Tanz der beteiligten Personen nicht fortlaufend verifizieren ließen. Das Bild des gemeinsamen Tanzes in der Gestaltung der Beziehung, auch der therapeutischen Beziehungen, hat er übrigens oft benutzt.

Prof. Streeck beschäftigte sich immer wieder mit der Frage, wie Menschen ihre Beziehungen miteinander gestalten, welche sprachlichen und nicht-sprachlichen Mittel sie dazu einsetzen und wie sich diese Interaktionen in Mikroanalysen untersuchen lassen. Letztlich interessierte er sich dafür, wie er als Gegenüber die therapeutische Beziehung zum anderen so mitgestalten könnte, dass sie sich hilfreich und entwicklungsförderlich auswirkt. Er betonte stets, dass Beziehungsregulation weit über das gesprochene Wort hinausgeht und nicht-symbolisiertes, implizites und im Zwischenleiblichen dargestelltes Beziehungswissen beachtet werden muss. Zentral war ihm dabei der Blick auf das »Zwischen«, also die gemeinsam hervorgebrachte Beziehung, und darauf, wie der Therapeut durch seine »Antworten« daran beteiligt ist. In seinem letzten Buch, noch kurz vor seinem Tode erschienen, *Zu einer Beziehung gehören mindestens zwei* (Streeck, 2023), ist er diesen Fragen noch einmal intensiv nachgegangen. Seine Haltung und Bereitschaft zu unmittelbar dichter und trotzdem immer sicher abgegrenzter Beziehungsgestaltung hat Herr Streeck in allen uns beobachtbaren Beziehungen gelebt und scheint damit wirklich ziemlich außergewöhnlich konsequent gewesen zu sein. Er vertraute auf die Wirksamkeit einer miteinander stattfindenden, verbindenden Erfahrung. Er hat die Verantwortung für jegliches Verhalten grundsätzlich und weitmöglichst beim Individuum verortet und damit die Haltung vertreten, dass sich unter alltäglichen Bedingungen zunächst jeder zwischen verschiedenen Verhaltensweisen entscheiden kann, und dann aber auch die interpersonelle Konsequenz aus dieser Entscheidung zu tragen hat.

Bis zum Schluss war es ihm ein wichtiges Anliegen, dass die von ihm modernisierte Konzeptualisierung von therapeutischer Einflussnahme auch in Hinblick auf die Beziehungen in Gruppentherapien ausgeführt werden. Die konkretere Berücksichtigung interpersoneller und (mikro-)soziologischer Aspekte sowie die Beachtung der Phänomene von leiblichem Wissen, Zwischenleiblichkeit und implizitem Beziehungswissen lassen noch plausibler werden, wie und warum antwortende therapeutische Interventionen (und damit ist eben nicht ausschließlich Sprechen gemeint) sowie eine authentische und zugleich zugewandte Haltung, in der man als Gegenüber verfügbar ist, verändernde, heilsame Erfahrungen ermöglichen können.

Diese Ideen entwickelt er in diesem, seinem letzten Buch weiter. Wir können uns von ihm erneut anregen lassen, seine Gedanken aufgreifen, sie kritisch prüfen und fortentwickeln, aber wir können sie leider nicht mehr mit ihm diskutieren. Er wird uns fehlen.

Andreas Dally und Ole Falck
Vorstand der Arbeitsgemeinschaft Gruppenpsychotherapie und Gruppenanalyse e. V. (AGG), Göttingen

Vorwort

Annette Streeck-Fischer

Als Ulrich Streeck aufgrund seiner schweren Erkrankung feststellen musste, dass ihm nicht mehr viel Zeit verblieb, war es ihm ein wichtiges Anliegen, noch ein Buch zur psychoanalytisch-interaktionellen Gruppentherapie auf den Weg zu bringen. Trotz der am Ende knappen Zeit konnte er seine wesentlichen Aussagen verschriftlichen. Fünf Tage vor seinem Tod hat er das Manuskript an den Verlag geschickt mit der Anfrage, ob eine Veröffentlichung möglich sei. Tatsächlich war aber dieses Manuskript an manchen Stellen noch unfertig, sodass ich dieses Anliegen als ein Vermächtnis sehe – das Buch noch zu vollenden. Es gab letztlich Lücken auszugleichen und einiges weniges zu ergänzen, was mit Rückgriff auf frühere Arbeiten gut zu bewältigen war.

In diesem Buch geht Ulrich Streeck nicht nur auf die ihm wichtigen Themen der Intersubjektivität, des Zwischen und des leiblichen Geschehens in der Gruppentherapie ein, er zeigt auch an vielen Beispielen, wie er unmittelbar im Zwischen auf das Verhalten und Handeln der Gruppenteilnehmer reagiert. Er veranschaulicht damit die psychoanalytisch-interaktionelle Methode in der Praxis der Gruppentherapie. Als präsente und mitfühlende Person, die Antworten gibt, macht er deutlich, wie anderen hilfreich begegnet werden kann. In diesen Interaktionen erkennt man ihn als den klugen, kritischen, zugewandten und kreativen Geist, der maßgeblich die psychoanalytisch-interaktionelle Methode als Gruppen- und Einzeltherapie mitbestimmt hat. Mit diesem Buch wird er wieder präsent. Für die Patienten, Schüler, Freunde, Wegbegleiter und vor allen seine Familie ist es ein schmerzlicher Verlust.

Ich möchte an dieser Stelle dem Verlag und der Lektorin Jana Motzet sehr herzlich für die Mithilfe an diesem Buch danken.

Einleitung

Bei der psychoanalytisch-interaktionellen Methode der Gruppenpsychotherapie (PIM) stehen »Störungen des Sozialen« im Mittelpunk. »Sozial« meint in diesem Zusammenhang »interpersonell« oder »intersubjektiv«, alles Geschehen, das sich in einer Gesellschaft zwischen Menschen im Verhältnis zueinander und damit in sozialen Beziehungen ereignet und »Gesellschaft« erst hervorbringt. In diesem Sinn bezieht sich »sozial« nicht zuerst und allenfalls sekundär auf individuelles Verhalten. Entsprechend ist »sozial« hier nicht gleichbedeutend mit »hilfsbereit«, »altruistisch« oder Ähnlichem, sondern gibt einen gesellschaftlichen Tatbestand wieder, eben den Umstand, dass jeder gesellschaftlichen Wirklichkeit die Beziehungen von Gesellschaftsmitgliedern zugrunde liegen, ohne dass es den Beteiligten möglich wäre, aus eigener Kraft einen Ausweg aus oder eine Lösung für ihre Verstrickungen zu finden.

Soziale Beziehungen sind häufig massiv gestört. Es handelt sich dabei um Persönlichkeitsstörungen. Eskalierende, außer Kontrolle geratene Konflikte, sich wiederholende traumatisierende Erfahrungen, Drohungen, Gewalt, ungewollte Trennungen, Kampfbeziehungen oder nicht zu begrenzende Zuspitzungen, ein ums andere Mal sich wiederholende destruktive Auseinandersetzungen bestimmen oftmals das soziale Alltagsleben, ohne dass die Beteiligten einen Ausweg aus den destruktiven Verstrickungen oder eine Lösung für ihre belastenden und erschöpfenden Auseinandersetzungen finden könnten.

in der Gruppenpsychotherapie werden »Störungen des Sozialen« häufig auf die individuelle Psychopathologie einzelner Beteiligter zurückgeführt. Die psychoanalytisch-interaktionelle Gruppenpsychotherapie bringt die Beziehungsstörungen demgegenüber nicht nur mit individuellen seelischen Störungen in Verbindung, sondern auch damit, dass beteiligten Akteuren[1] die erforderlichen Voraussetzungen und Fähigkeiten fehlen, um sich in sozialen Beziehungen und damit in sozialer Interaktion in einer Weise zu verhalten, die es ihnen ermöglichen würde, mit den massiven interpersonellen Belastungen begrenzt und gesteuert umzugehen.

Ob und inwieweit ihnen das möglich ist, ist nicht allein eine Frage von Absichten, Anstrengungen und Handlungsbereitschaften von Anwesenden, die sich wechselseitig zur Kenntnis genommen haben und sich zeigen, dass sie voneinander Kenntnis genommen haben, sondern setzt voraus, dass jeder der Anwesenden die Auswirkungen seines eigenen Erlebens und Handelns in der gemeinsamen Situation – die Gefühle, deren Kränkbarkeit und Reizbarkeit – wahrnimmt und bereit ist, das Erleben und Tun des oder der anderen als Auswirkung des eigenen Handelns in Rechnung zu stellen.

Vor dem Hintergrund der oft langen Geschichten von interpersonellen Störungen wird es in der Regel nicht möglich sein, dermaßen belastende soziale Situationen ohne die antwortenden Interventionen der Gruppentherapeutin in wirksamer Weise abzuwickeln. Sie zeigt mit ihren Interventionen gleichsam auf alternative Mittel und Wege hin, die es den Beteiligten ermöglichen, ihre zerstörerischen Konflikte längerfristig zumindest in gemäßigtere Bahnen zu überführen. Eben deshalb muss in sozialer Interaktion der Blick der Beteiligten immer auch auf den oder die anderen gerichtet sein, die ihrerseits mit ihrem antwortenden Handeln ihrem Gegenüber die Auswirkungen zeigen, die dessen oder deren Verhalten auf ihrer Seite hat und gehabt hat.

Somit zeigen Antworten, die in der psychoanalytisch-interaktionellen Methode der Gruppenpsychotherapie (PIM) das vorrangige Mittel sind, auf die »Störungen des Sozialen« Einfluss zu nehmen, dem oder den anderen Folgewirkungen ihres Verhaltens in sozialer Interaktion und alternative Handlungsmöglichkeiten auf, die geeignet sein sollten, das interpersonelle Geschehen und damit die Beziehungen in kontrollierte, gesteuerte und ruhigere Bahnen zu lenken. Die psychoanalytisch-interaktionelle Methode wurde vor allem für Patienten mit Persönlichkeitsstörungen entwickelt. Sie ist eine Methode, die anders als die Gruppenanalyse nicht in die Tiefe geht, aber basaler wirksam ist.

Gruppen, Gruppenpsychotherapie und gesellschaftliche Verhältnisse sind Produkte, hergestellt in sozialer Interaktion. Darum hat die psycho-

1 Im vorliegenden Text werden mal weibliche, mal männliche Personenbezeichnungen verwendet, wobei jeweils Personen anderen Geschlechts mitgemeint sind.

analytisch-interaktionelle Methode der Gruppenpsychotherapie (PIM) einen engen Bezug zur sozialen Alltagsrealität. Sie ist ein wichtiges Instrument der Selbsterfahrung und Bestandteil der Weiterbildungen in der Psychotherapie. Sie erweitert die Fähigkeiten unter anderem der Selbstwahrnehmung und -regulierung sowie zur sozialen Interaktion. Sie kommt insbesondere zur Geltung bei Persönlichkeitsstörungen. Daher soll darauf zunächst Bezug genommen werden.

Teil 1: Theorie

Persönlichkeitsstörungen – strukturelle Störungen

Persönlichkeitsstörungen sind soziale Störungen und werden deshalb auch Interaktionsstörungen genannt. Sie zeigen sich in den Erlebens- und Verhaltensweisen von Menschen fast ausschließlich in der Interaktion mit anderen Menschen (Renneberg & Herpertz, 2021). Bei schweren Störungen liegen entwicklungsbedingte strukturelle Beeinträchtigungen vor, die auf eine eingeschränkte Verfügbarkeit von seelischen Funktionen in der Selbstregulierung und im Selbsterleben sowie auf Störungen in der Regulierung des Zusammenseins mit anderen zurückzuführen sind. Die Selbst- und Beziehungsstörungen wirken sich häufig beeinträchtigend auf alle Bereiche des sozialen und beruflichen Lebens der Patienten aus. Sie können mit bedrohlichen Folgeerscheinungen einhergehen, beispielsweise mit schweren Formen selbstschädigenden und fremddestruktiven Verhaltens. Im ICD-11 (WHO, 2019) und DSM-5 (APA, 2013) werden die Persönlichkeitsstörungen in unterschiedliche Schwergrade unterteilt. Bei schweren Störungen können soziale Normen nicht erfüllt werden. Die Problematik erstreckt sich dann letztlich auf alle Lebensbereiche.

Zu den Beeinträchtigungen des Selbst gehören ein brüchiges, instabiles oder rigides Selbstbild, Überheblichkeit versus Abhängigkeit von anderen. Die beeinträchtigte Selbstreflexion geht mit einer unrealistischen Sicht auf sich selbst bzw. einer mangelnden Fähigkeit zur Reflexion einher. Die eingeschränkte Selbststeuerung zeigt sich in impulsivem Verhalten. Zu den Beeinträchtigungen der interpersonellen Beziehungsgestaltung gehören Einsamkeit und Isolation statt Interesse an Beziehungen, mangelnde Rücksichtnahme statt Empathie und Vermeiden oder extreme Verhaltensweisen bei Konflikten statt Konfliktfähigkeit.

In der Psychologie meint Struktur die geordnete Gesamtheit psychischer Dispositionen. In der Psychoanalyse findet sich der Begriff »Struktur« beispielsweise in Zusammenhang mit Charakterstruktur, Ich-Struktur oder Struktur von Objektbeziehungen. Im multiaxialen diagnostischen System der Operationalisierten Psychodynamischen Diagnostik (OPD) ist Struktur einer von mehreren diagnostischen Schwerpunkten; er bezieht sich auf das Selbst in seiner Beziehung zu den Objekten (OPD-2 [Arbeitskreis OPD, 2006], OPD-3 [Arbeitskreis OPD, 2023]) und zeigt eine breite Übereinstimmung mit der Klassifikation der Persönlichkeitsstörungen im DSM-5 (APA, 2013) und im ICD-11 (WHO, 2019).

Eine genaue Kenntnis der strukturellen Störungen bei diesen Patienten ist für die Anwendung der psychoanalytisch-interaktionellen Methode wichtig. Sie werden darum hier genauer dargestellt (Streeck, 2014a).

Die zwischenmenschliche Welt von Patienten mit strukturellen Störungen ist davon geprägt, dass Beziehungen, die auf wechselseitiger Anerkennung gründen, nicht gelingen; die Beziehungen sind häufig instabil und scheitern nicht selten schon nach kurzer Zeit. Oftmals sind die zwischenmenschlichen Beziehungen unflexibel und folgen immer wieder den gleichen starren, manchmal destruktiven Mustern. Nicht wenige Patienten meiden soziale Kontakte weitgehend und leben zurückgezogen, leiden aber daran, dass es ihnen nicht gelingt, in halbwegs befriedigender Weise am sozialen Alltagsleben teilzunehmen. Vor diesem Hintergrund wurden Persönlichkeitsstörungen als »Störungen des Sozialen« bezeichnet (z. B. Möller et al., 1996). Nicht nur die Beeinträchtigungen von Patienten mit histrionischer, narzisstischer, antisozialer oder Borderline-Persönlichkeitsstörung, die als dramatisch, emotional, launisch und zu heftigen Affekten und Impulsen neigend beschrieben werden, manifestieren sich als »Störungen des Sozialen«, sondern auch die Störungen von als exzentrisch, affektarm und misstrauisch geltenden Patienten mit paranoider, schizoider und schizotypischer Persönlichkeitsstörung, die häufig zurückgezogen leben und anderen Menschen so weit wie irgend möglich aus dem Weg gehen.

Sie zeigen Symptome wie Ängste und multiple Phobien, impulsives Agieren, Depressionen, schwerwiegende Arbeitsstörungen und Arbeitsunfähigkeit, Zwänge, promiskuöses und antisoziales Agieren, chronische Selbstverletzungen, soziale Isolation, suizidales Verhalten und chronische Suizidalität, abhängige Verhaltensweisen, instabile Beziehungen, sexuelle Perversionen, Alkoholabhängigkeit und andere süchtig-abhängige Verhaltensmanifestationen (ebd.). Auch psychosenahe Störungen können das klinische Bild prägen. Die Beeinträchtigungen von Patienten mit psychosomatischen Erkrankungen können mit erheblichen Entwicklungsstörungen bzw. strukturellen Störungen verbunden sein. Ihr Selbsterleben ist häufig von Gefühlen der Leere und Sinnlosigkeit, Grandiosität oder Wertlosigkeit bestimmt; das Selbstwertgefühl ist meist instabil. Um sich ausreichend wichtig fühlen zu können, verlangen die Patienten von anderen übermäßige Aufmerksamkeit und Beachtung. Um selbstregulative Funktionen wie die Regulierung des Selbstwertgefühls, des Reizschutzes oder des Identitätsgefühls aufrechterhalten zu können, sind sie weitgehend darauf angewiesen, sich von anderen beachtet zu fühlen. Heftigere Gefühle und Impulse, insbesondere aggressive und destruktive Gefühle, können sie oftmals nur schwer aushalten (ebd.). Andere Patienten müssen »weiche« Gefühle vom Erleben fernhalten, weil sie sich damit in unerträglicher Weise schwach, bedürftig, abhängig und auf andere Menschen angewiesen fühlen. Als schlecht und böse erlebte Eigenschaften werden häufig auf die Außenwelt projiziert (Externalisierung sogenannter böser und verfolgender innerer Objekte). Viele Patienten haben sich von ihrer Umgebung weitgehend abgeschirmt und nehmen ihre soziale Umwelt wie aus der Ferne wahr, sodass beim Gegenüber leicht der Eindruck entsteht, die Betroffenen nicht wirklich zu erreichen und nicht in der Lage zu sein, eine emotionale Verbindung zu ihnen herzustellen. Andere Patienten haben kein Gefühl für die Wirkung ihres Verhaltens auf ihr Gegenüber und verstehen nicht, warum ihre Beziehungen so instabil sind (ebd.).

Es gelingt ihnen oftmals nicht, die Perspektive der anderen einzunehmen und ihre Beziehungswelt aus der Sicht ihres Gegenübers zu betrachten. Es ist ihnen nur schwer möglich, sich ein realistisches Bild von anderen Menschen zu machen und deren Verhalten als motiviert zu verstehen. Die Bilder der anderen erscheinen häufig unbestimmt und verschwommen. Aufgefordert, für sie wichtige andere Menschen zu beschreiben, nennen manche Patienten ausschließlich sichtbare Merkmale, als seien andere ihnen nur von außen zugänglich, nicht jedoch als Wesen, die aus ihrer je eigenen Subjektivität heraus handeln. Einzelheiten werden oftmals für das Ganze genommen. Die andere Person ist nur so lange wichtig, wie sie physisch anwesend ist, sich in Übereinstimmung mit eigenen Bedürfnissen verhält und ihre Eigenschaften noch ausreichend kompatibel mit eigenen Idealvorstellungen sind (ebd.). Ist das nicht mehr gewährleistet, verliert die andere Person ihre psychische Relevanz und wird innerlich fallengelassen oder ausgelöscht. Kohut (1973) hat dafür den Begriff Selbstobjekt-Beziehungen geprägt.

Um selbstregulative Funktionen erfüllen zu können, muss die andere Person sich nach Möglichkeit in ganz bestimmter Weise verhalten und bestimmte Rollen übernehmen (z. B. Sandler, 1976). Um die Person zu solchem Verhalten zu veranlassen, greifen die Patienten auf psycho*soziale* Abwehr- und Anpassungsmechanismen, insbesondere auf Mittel zurück, die aus psychoanalytischer Sicht meist als projektive Identifikationen beschrieben werden und die hier eine größere Rolle als bei neurotischen Störungen spielen. Vor diesem Hintergrund haben Heigl-Evers, Heigl und Ott (1993) die zentrale Pathologie von Patienten mit strukturellen Störungen eine »Beziehungspathologie« genannt. Stehen andere Personen für selbstregulative Zwecke nicht zur Verfügung oder versagen sie in entsprechenden Funktionen, stellen sich bei den Patienten schwer aushaltbare Unlust- und Spannungszustände ein, die nicht selten mit Mitteln bekämpft werden, die die Spannungsregulierung unterstützen sollen, etwa mit Alkohol oder Drogen.

Andere Patienten greifen zu übermäßigem Essen, zu selbstverletzendem Verhalten, zwanghaftem Spielen (Computerspiele, Videospiele), promiskuösem Verhalten, exzessivem Fernsehen und ähnlichen Mitteln. Aufgrund der entwicklungsbedingten Beeinträchtigungen sind Patienten mit strukturellen Störungen nicht in der Lage, aus einer exzentrischen Position auf sich selbst und ihr eigenes Verhalten zu blicken und in dieser Position sich selbst und das eigene Erleben zum Gegenstand ihres Nachdenkens zu machen. Ihre Gefühle erscheinen wenig differenziert und sind als Signale im Dienst von Selbst- und Beziehungsregulierung und als Steuerungshilfen für reziproke Beziehungen oft ungeeignet. Nichtsprachliches Verhalten, dem üblicherweise vielfältige Funktionen für die Regulierung interpersoneller Beziehungen zukommen und das als *implizites Beziehungswissen* eng mit Interaktionsmustern verbunden ist, »passt« bei strukturell gestörten Patienten oftmals zu missbrauchenden, vernachlässigenden oder ausbeuterischen Beziehungen, taugt aber nicht dazu, »neutrale« Beziehungen auf der Grundlage von Wechselseitigkeit zu regulieren. Die Art ihres Verhaltens und die Mittel, mit denen sie das Zusammensein mit anderen regulieren, haben es ihnen in der Vergangenheit oftmals ermöglicht, mit beeinträchtigenden Verhältnissen umzugehen, sind aber ungeeignet dabei, in der sozialen Alltagswelt auf Reziprozität ausgerichtete Beziehungen zu regulieren und aufrechtzuerhalten. In ihren Problemen im Zusammensein mit anderen dokumentieren sich Erlebens- und Handlungsdispositionen bzw. innere Arbeitsmodelle (Bowlby, 1980), die in die Organisation der Persönlichkeit als deren konstitutiver Teil eingegangen sind und die soziale Lebenswelt der Patienten bestimmen.

Schwerpunkte der psychoanalytisch-interaktionellen Methode (PIM) in der Gruppenpsychotherapie

Heute liegt der Schwerpunkt der psychoanalytisch-interaktionellen Gruppenpsychotherapie uneingeschränkt auf »Störungen des Sozialen«, somit auf den hier beschriebenen gravierenden Störungen, die aus dem Zwischen von Beteiligten hervorgehen und von ihnen selbst gemeinsam »gemacht« werden. Die soziale Interaktion bestimmt das Geschehen in der Gruppe. Diese Schwerpunkte sollen hier noch einmal in knapper Form gekennzeichnet werden:

»Störungen des Sozialen« oder Beziehungsstörungen sind keine peripheren Ereignisse. Während in der Medizin die Auffassung verbreitet ist, dass es zu »Störungen des Sozialen« in erster Linie deshalb kommt, weil eine oder auch mehrere der beteiligten Personen an einer seelischen Krankheit leiden, infolge derer sie nicht oder nicht hinreichend in der Lage sind, ihr Verhalten zu kontrollieren und zu steuern, muss man davon ausgehen, dass auch umgekehrt massive interpersonelle Belastungen und Beeinträchtigungen zwischenmenschlicher Beziehungen gravierende krankmachende Auswirkungen haben können.

»Störungen des Sozialen« beziehen sich auf zwischenmenschliche Beziehungen, die von den beteiligten Akteuren gemeinsam hervorgebracht werden. »Störungen des Sozialen« sind daher keine nur individuellen »Produkte«, sondern tragen die Spuren von beiden bzw. allen Anwesenden. »Störungen des Sozialen« sind kooperativ hergestellte Produktionen. Für die Arbeit mit der psychoanalytisch-interaktionellen Methode in der Gruppenpsychotherapie bedeutet das, dass der Gruppenpsychotherapeut seine Aufmerksamkeit immer auch auf den oder die anderen richtet, die ihm zeigen, welche Auswirkungen es seinem Erleben zufolge hatte, was zuvor im interpersonellen Austausch geschehen ist. Störungen des Sozialen sind auch dort wirksam, wo Menschen unfreiwillig in soziale Isolation geraten und eine deutlich geringere Lebenserwartung haben im Vergleich zu Personen, die in stabilen sozialen Verhältnissen leben.

Die »soziale Interaktion« kennzeichnet das Wechselverhältnis zwischen allen Anwesenden in der Gruppe. »Sozial« wird hier synonym für interpersonell oder intersubjektiv gebraucht, während »Interaktion« sich auf den Umstand richtet, dass es sich um ein Geschehen *zwischen* allen Anwesenden handelt. In einem Wechselverhältnis zueinander können bekanntlich auch »Dinge« stehen, etwa mathematische Größen, die, voneinander abhängig, sich verändern, wenn nur die eine sich ändert. »Soziale Interaktion« kennzeichnet die gemeinsame Situation demgegenüber als interpersonell oder intersubjektiv und bringt damit zum Ausdruck, dass die Situation im Zwischen von Akteuren hergestellt wird. Für die Gruppenpsychotherapeutin bedeutet das, dass sie sich fortlaufend fragen muss, welche Auswirkungen vorangegangene Ereignisse für die Gruppe und einzelne Gruppenteilnehmer haben und wie sie selbst daran beteiligt war.

Mit sozialer Interaktion ist eine Reihe von besonderen Merkmalen verbunden. Im Vordergrund steht dabei, dass soziale Interaktion nie das Produkt einer einzelnen Person sein kann, sondern durchweg im Austausch mit einer oder mehreren anderen Personen im Zwischen hervorgebracht wird. Das bedeutet, dass soziale Interaktion immer den »Fingerabdruck« aller an dem interaktiven Geschehen beteiligter Akteure in sich trägt.

Was eine Person in der Gruppe erlebt und tut, nachdem zuvor der oder die anderen Gruppenteilnehmer sich jeder in seiner Weise gezeigt haben, ist nicht allein auf das ganz eigene Erleben und Handeln zurückzuführen. Mit dem, was die Person tut, interagiert sie mit den anderen Teilnehmern in der Gruppe und das heißt: Sie bezieht sich – meist nicht-bewusst – immer auch auf das vorangegangene Handeln und Sich-Zeigen des oder der anderen. Sie muss das nicht gezielt tun. Wenn sie gähnt oder sich in anderer Weise gelangweilt gibt, dann ist das nicht allein ein Hinweis darauf, dass sie müde ist, sondern es ist auch eine Stellungnahme zu dem vorangegangenen Geschehen im Zwischen, auch wenn sie selbst nicht die bewusste Absicht hatte, sich dazu zu positionieren.

Das bedeutet, dass, indem man vermeidet, sich sinnhaft auf sein Gegenüber zu beziehen, man dennoch miteinander interagiert und kommuniziert. Vom anderen angesprochen kann ich eine Antwort nicht verweigern, ohne dass die Beziehung Schaden nähme bzw. endet.

Beziehungen sind an soziale, interpersonelle Interaktion gebunden. Wer das Hin und Her von Akteuren in sozialer Interaktion aufkündigt, bricht damit auch die jeweilige momentane Beziehung ab. Zwischen den Beteiligten besteht momentan keine Beziehung mehr, als wolle das Gegenüber auch auf Nachfrage hin nichts mehr mit der anderen Person oder den anderen Anwesenden zu tun haben.

Ein weiterer Schwerpunkt der psychoanalytisch-interaktionellen Methode ist das Antworten. »Antworten« sind das charakteristische Merkmal der Interventionen des Gruppentherapeuten in der psychoanalytisch-interaktionellen Gruppentherapie. Der Gruppentherapeut bringt mit antwortenden Interventionen zum Ausdruck, wie er gerade wahrgenommen und erlebt hat, was da zuvor in der Gruppe geschehen ist und in welcher Weise die Beziehungen von Anwesenden in der Gruppe aus seiner Sicht gestört oder auch hilfreich waren. Antworten in sozialer Interaktion können beispielweise so aussehen:

> Der Therapeut sagt: »Wenn ich Ihnen so zuhöre, werde ich ganz unruhig. Sie kommen von Hölzchen auf Stöckchen. Ich verliere so ziemlich aus den Augen, worauf Sie eigentlich hinauswollen. Könnten sie das vielleicht noch einmal kurz zusammenfassen?«

Der Gruppentherapeut antwortet nicht nur, sondern drückt zugleich aus, wie die vorangegangene Äußerung eines Patienten in der Gruppe auf ihn gewirkt hat und wie er sich möglicherweise geschickter hätte mitteilen können, ohne dabei zu riskieren, dass es zu nachhaltigen Störungen kommt. Der Gruppentherapeut antwortet, indem er Fähigkeiten, die bislang nicht vorlagen, bestätigt, zum Beispiel, dass der Patient darauf hat verzichten können, einem initialen Impuls nachzugeben, oder indem er ihm dabei hilft Auswirkungen seines Verhaltens zu antizipieren. Die Antworten haben Ich-aufbauenden strukturanhebenden Charakter. Dies ist ein wichtiges Merkmal und gerade bei strukturell beeinträchtigten Patienten bedeutsam.

Antworten sind ein konstitutives Element jeder sozialen Interaktion. Mit anderen zusammen zu sein heißt immer und unvermeidlich zu antworten. Ich kann nicht mit anderen interagieren und kommunizieren, ohne zu antworten. Alles, was ich erlebe und tue, nachdem zuvor die Anwesenden dieses oder jenes gesagt oder gezeigt haben, ist meine Antwort darauf.

Antworten haben verschiedenen Charakter. Sie können zuvorkommende oder gefällige Interventionen sein. Sie können auch konfrontative, grenzziehende, entschiedene, manchmal auch zurückweisende und kritische Stellungnahmen sein – und sind es oft genug auch.

In der Gruppentherapie sind derartig missbilligende und manchmal auch mit dem Ausdruck von Ärger, Ablehnung oder Kritik verbundene Feststellungen für die Regulierung von Beziehungen, insbesondere von gestörten Beziehungen, oftmals ungleich wichtiger als gefällige Interventionen es sein könnten. Entschiedene Antworten wie Grenzen setzende Interventionen (»bis hierher und nicht weiter«) sind als wichtige Regulative für gestörte Beziehungen meist wirksamer als »nette« Stellungnahmen des Gruppentherapeuten. Der Gruppentherapeut muss kein »guter« Mensch sein.

Antworten werden nicht ausschließlich mit Worten ausgedrückt. Ganz im Gegenteil: Wer beobachtet, wie sich Leute im sozialen Alltagsleben verhalten, wenn sie miteinander kommunizieren, wird rasch davon überzeugt sein, dass nicht-bewusstes Verstehen zu einem erheblichen Anteil auf der wechselseitigen leiblichen Präsenz der Beteiligten beruht. Die Akteure *zeigen sich* mit ihrer Leiblichkeit gegenseitig ihr momentanes Erleben, indem sie miteinander kommunizieren, meist ohne genau sagen zu können, was sie da eigentlich wie tun.

Der Gruppentherapeut, der mit der psychoanalytisch-interaktionellen Gruppenpsychotherapie arbeitet, geht in der Regel nicht von bestimmten Vorannahmen aus, die für ein »gemeinsames Unbewusstes« in einer Gruppe vermeintlich konstitutiv sind. Sein Blick ist vielmehr – gleichsam empirischer – darauf ausgerichtet, in Erfahrung zu bringen, was hier gerade geschieht, genauer: wie die Anwesenden in der gegenwärtigen Situation im Vollzug ihrer Interaktion hervorbringen und gestalten, was da gerade geschieht. Fürstenau (1977) ist in seiner vielbeachteten Arbeit auf die beiden Dimensionen des psychoanalytischen Umgangs mit strukturell gestörten Patienten eingegangen. Die erste Dimension orientiert sich am Übertragungskonzept und fokussiert damit auf unbewusste Zusammenhänge, die zweite betrachtet das klinische Gesamtbild und die Integration von Einzelwahrnehmungen. Sie ist auf die strukturelle Problematik des Patienten ausgerichtet. In diesem Sinn steht in der psychoanalytisch-interaktionellen Methode fortlaufend die Frage im Vordergrund, *wie* dieses gemeinsam produzierte Geschehen einschließlich der Probleme und Konflikte, die sich dabei zwischen den Anwesenden auftun, eben in der Mehr-Personen-Situation einer Gruppe gestaltet bzw. von den Gruppenteilnehmern hervorgebracht wird.

In der wohlbegründeten und empirisch gestützten Annahme, dass es die Anwesenden selbst sind und alles, was in der Gruppe geschieht, zwischen ihnen seinen Ursprung hat, somit auch das Geschehen im Zwischen von den Anwesenden selbst in jedem Moment produziert wird, folgt der Gruppentherapeut den Schritten der Gruppenteilnehmer, die die gegenwärtige Realität der Gruppe produzieren. Er kann nicht schon vorab besser als die Anwesenden in der Gruppe »wissen«, was genau das ist, das da geschieht, oder was das seinem begrifflichen oder theoretischen Wissen zufolge doch eigentlich sein müsste. Zwar verfügen die Gruppenteilnehmer über das »Wissen«, dessen es bedarf, um die soziale Realität hervorzubringen, an der sie gerade teilnehmen, aber dieses »Wissen« ist nicht in erster Linie kognitives Wissen, sondern zu einem beträchtlichen Anteil prozedurales implizites Wissen oder implizites Beziehungswissen, das mehr Ähnlichkeit mit einem Können hat als mit kognitivem Wissen. So hinterlassen langanhaltende belastete soziale Beziehungen in der Entwicklung und sich wiederholende gravierende zwischenmenschliche Probleme ihre Spuren nicht zuletzt auch in der Körperlichkeit und in körperlichem Wissen, in den körperlichen Mitteln, mit denen jemand soziale Interaktion gestaltet und abwickelt. So wie eine Person, die sich in einer ihr bis dahin wenig vertrauten Kultur oder Subkultur bewegt und sich dort nicht sicher zu verhalten weiß, kann auch jemand, dessen psychosoziale Entwicklung unter deprivierten sozialen Bedingungen verlaufen ist, in sozialen Situationen und interpersonellen Beziehungen leicht in Schwierigkeiten geraten, ohne sie wissentlich zu erfassen.

Die Teilnehmer an der Gruppentherapie bringen ihre jeweilige soziale Situation selbst hervor. Aber sie wissen in der Regel nicht, wie sie das tun. Sie können das, ohne dass sie wissen, *wie* sie das können (Streeck, 2014b; 2020).

Die soziale Realität therapeutischer Gruppen geht aus Fähigkeiten hervor, die den Teilnehmern an der Gruppe selbst nur begrenzt als solche bewusst sind; somit können sie nicht sprachfähig werden ohne ihren Charakter als prozedurales oder implizites Beziehungswissen zu verlieren (ebd.). Insofern unterscheidet sich die psychoanalytisch-interaktionelle Methode von der Gruppenanalyse am eindeutigsten durch die andere Richtung, die der Blick der gemeinsamen Arbeit in der Gruppe nimmt. Die Gruppenanalyse bezieht sich auf die psychische unbewusste Binnenwelt, während die psychoanalytisch-interaktionelle Gruppentherapie auf die interaktive und kooperative Herstellung von »Gruppe« und Gruppenpsychotherapie ausgerichtet ist.

Einige Grundlagen der psychoanalytisch-interaktionellen Methode in der Gruppe

Gruppe und Gruppentherapie in ihrer Bedeutung in der Gesellschaft

Etwa zu der Zeit, als in den 1960er Jahren Gruppen und im Weiteren auch Psychotherapie in der Gruppe vermehrt Aufmerksamkeit fanden, kam – meist ausgehend von den Universitäten, in erster Linie in der Folge der deutschen Studentenbewegung, aber auch international, etwa durch das Free Speech Movement in den USA – eine Diskussion in Gange, die dem Individuum »eine tiefe Krise« bescheinigte (Richter, 1972). Diese Krise, so hieß es, manifestiere sich unter anderem in »Einsamkeit, Angst und Ohnmacht«, in »Formen diffusen psychogenen Leidens« und einer »Deformierung menschlicher Interaktionsstrukturen« »Die Gruppe« schien sich vor diesem Hintergrund als eine »repräsentative Mikrogesellschaft« anzubieten, als »ein verkleinertes Modell der Gesamtgesellschaft«, innerhalb dessen man Demokratisierung, Abbau von Abhängigkeiten, Bewältigung von Minderheitenproblemen, Aufdeckung von Konflikthintergründen usw. einüben konnte. So wurden an das soziale System »Gruppe« weit reichende Hoffnungen geknüpft, die »Krise des Individualismus« zu überwinden, »eine neue Kommunikationsform« zu eröffnen und die »deformierten und entleerten Beziehungsformen mit neuem Sinn zu erfüllen« (ebd., S. 11ff.).

So zutreffend oder unhaltbar diese »Gesellschaftsdiagnose« auch gewesen sein mag, so ging zu der damaligen Zeit die Bedeutung von »Gruppe« doch meist weit darüber hinaus, nur die Bezeichnung für eine besondere soziale Organisationsform zu sein, die für praktisch-pragmatische Zwecke in geordneter Weise in Anspruch genommen wird.

Vor dem Hintergrund der rigiden normativen Einengungen der deutschen Nachkriegszeit und in Antwort auf die autoritären gesellschaftlichen Verhältnisse, die sich inzwischen wieder breitgemacht hatten – »unter den Talaren der Muff von 1.000 Jahren« skandierten die Studenten bei ihren Demonstrationen und Vollversammlungen –, wurde »Gruppe« zu einem Stichwort für Aufbruch und Erneuerung, für die Abkehr von verkrusteten gesellschaftlichen Strukturen und illiberalen Einschnürungen, für neue Wohn- und Lebensformen und die »Hoffnung auf einen neuen Weg, sich selbst und andere zu befreien« (ebd.). So war, was »Gruppe« genannt wurde, vielfach mit Vorstellungen und Ideen verbunden, im Miteinander andere Lebens- und Arbeitsformen entwickeln zu können, die es auf der einen Seite ermöglichen würden, im Zusammenschluss mit anderen die vermeintliche Krise des Individuums, Vereinzelung, soziale Isolierung und bis dahin weitgehend unbekannte seelische Leidensformen – die sich nicht zuletzt, wie es hieß, in den neuen psychischen Störungen zeigten, die Freud am Beginn des Jahrhunderts im Zuge der Entwicklung der Psychoanalyse entdeckt und aufgedeckt hatte – aufzugreifen, ohne auf der anderen Seite Autonomie und Selbstbestimmung nennenswert einschränken oder gar aufgeben zu müssen.

Jetzt wurden auch Selbsterfahrungsgruppen frequentiert. In der Patientenversorgung wurde Psychotherapie in der Gruppe zu einem festen Angebot. In der Öffentlichkeit waren vor allem die oft provokativ agierende Kommune 1 auf der einen Seite, die kriminell und terroristisch agierende Baader-Meinhof-Gruppe auf der anderen die spektakulärsten Beispiele für Entwicklungen, die mit »Gruppe« verbunden waren.

Bald zeigte sich allerdings, dass die Vorstellungen und Erwartungen, die mit »Gruppe« und Gruppenpsychotherapie in Verbindung gebracht wurden – Befreiung, neue Lebensformen, Abkehr von Individualisierung – weitgehend unrealistisch waren.

Wie jede Gruppe – und mehr noch: jede soziale Wirklichkeit – in sozialer Interaktion produziert wird, ist auch jede Gruppentherapie ein Produkt. Alle Teilnehmer an der Gruppe gestalten mit, was da gerade geschieht, ob sie wollen oder nicht. Alles Soziale ist letztlich das Produkt der Interaktion aller Anwesenden, Gruppenpsychotherapie ebenso wie ganze Gesellschaften, interpersonelle Beziehungen zwischen Einzelnen ebenso wie Großfamilien. Es gibt dieses Soziale – Beziehungen, Gruppen, Organisationen und anderes – immer nur so lange, wie die Akteure in der Weise miteinander interagieren, wie sie das tun. Geschieht das nicht mehr, gibt es auch diese soziale Realität nicht mehr oder so nicht mehr. Führt man sich das anschaulich vor Augen, wird die enge Verbindung von gesellschaftlichen Verhältnissen und Gruppen noch einmal sinnfällig.

Dieser Blickrichtung folgt auch die psychoanalytisch-interaktionelle Gruppentherapie. Die Fragen, die den Gruppentherapeuten fortlaufend begleiten, verlangen seine ganze Aufmerksamkeit: Wie kommt es hier zu den gravierenden Beziehungsstörungen, zu Trennungen, zu aggressiven Eskalationen, manchmal auch zu Gewaltandrohungen und Retraumatisierungen? Wie und mit welchen Mitteln interagieren die Beteiligten und bringen im Zuge ihrer Interaktion diese massiven Störungen selbst hervor? Dass die Gruppe kooperativ von allen Anwesenden hervorgebracht wird, ist unabhängig davon, wie die einzelnen Gruppenmitglieder sich verhalten: Gleich, ob Teilnehmer sich besonders aktiv zeigen, sich weitgehend passiv verhalten oder sich dem Geschehen schweigend zu entziehen versuchen – immer gilt uneingeschränkt, dass das, was in der Gruppe geschieht, ein Produkt aller Anwesenden ist. Auch »Störungen des Sozialen« sind keine nur schicksalhaften Ereignisse, sondern Hervorbringungen von Anwesenden in Interaktion miteinander.

Etwa ab Mitte des vorigen Jahrhunderts kam es an verschiedenen Orten in der Welt – in den USA, in England oder in Argentinien – zur Entwicklung gruppenpsychotherapeutischer Konzepte in einem engeren Sinn. Dabei war mit »Gruppe« mehr verbunden als nur die gleichzeitige Anwesenheit einer Vielzahl von Patienten. Vielmehr wurden von nun an Konzepte entwickelt, die es ermöglichen sollten, mit einer begrenzten Zahl von Patienten in einer Weise zu arbeiten, die mit heutigen Vorstellungen von Psychotherapie in der Gruppe eher kompatibel ist. Zwar wiesen die verschiedenen Konzepte teils nennenswerte Unterschiede auf, wurden von ihren Repräsentanten jedoch nur selten miteinander ins Verhältnis gesetzt, miteinander abgeglichen oder aufeinander abgestimmt. Das trifft ebenfalls für später entwickelte gruppenpsychotherapeutische Konzepte zu, die sich auf die Psychoanalyse bezogen. Auch verschiedene Konzepte der psychoanalytischen Gruppenpsychotherapie lassen sich in ihrer inhaltlichen und methodischen Ausrichtung nicht ohne Weiteres zur Deckung bringen.

Aus psychoanalytischer und psychodynamischer Perspektive scheinen, so Richter (1972), das Unbewusste und das Soziale nicht miteinander vereinbar zu sein und einander weitgehend auszuschließen.

Das »Unbewusste der Gruppe«, das in Form freier Einfälle bzw. »freier Interaktion« zutage tritt, wird darauf zurückgeführt, dass die an der Gruppe Beteiligten schon aufeinander bezogen und miteinander verständigt sind. Tatsächlich aber fehlt eine ausgearbeitete Theorie der »unbewussten Kommunikation und ihres Verhältnisses zur verbalen Kommunikation, in deren Mittelpunkt das Verhältnis von Leib und Sprache zu stehen hätte« (Mies, 1992, S. 4). Darum, so Mies (1992), sei der Matrixbegriff von Foulkes (1990) »theoretisch unbefriedigend« und »unbefriedigend konkretisiert und operationalisiert«.

Die Bedeutung der Leiblichkeit im kommunikativen Geschehen wurde bislang in der Gruppenpsychotherapie noch wenig untersucht. In der phänomenologischen Philosophie, etwa bei Merleau-Ponty (1974 [1966]), steht die Auffassung im Vordergrund, dass Akteure in sozialer Interaktion füreinander präsent sind, indem sie einander immer als ganze Personen in ihrer Leiblichkeit gegenübertreten, und dass ihre wechselseitige leibliche Präsenz das kommunikative Medium ist, das ihr unbewusstes Einander-Verstehen vermittelt.

Auch in der sozialen Alltagswelt verständigen wir uns in der Regel nicht entweder nur mit dem einen oder mit dem anderen. Hier begegnen wir einander ebenfalls als ganze Personen, die wir sind, nicht entweder als Geisteswesen oder als sprachgesteuerte Einzelne, sondern wir treten uns »mit Leib und Seele« als ganze Personen gegenüber.

Wie und mit welchen Mitteln Akteure die soziale Realität ihrer Beziehungen, wie diese auch immer beschaffen sein mögen, genau hervorbringen, an denen sie jeweils teilnehmen, ist nicht zuletzt auch eine empirische Frage. Dieses für die Mikrosoziologie zentrale, viel diskutierte und bearbeitete Thema taucht in der Gruppenpsychotherapie mittlerweile allerdings kaum noch auf. Gruppenpsychotherapie gilt dort als ein »Heilmittel« neben anderen Heilmitteln, und die Anwendung von Heilmitteln ist eine Frage von Diagnose, Indikation und Kontraindikation, Dosierung und damit der Medizin.

Auch Freuds Beschäftigung mit Massenpsychologie stützt sich weniger auf soziologische, also interpersonelle Phänomene, sondern bezieht sich in erster Linie auf Annahmen zu psychologischen Phänomenen, anhand derer Freud das Verhalten von Massen erklärt (Freud, 1921c). Berührungspunkte mit gesellschaftlichen Verhältnissen kommen in der Gruppenpsychotherapie nur noch selten zur Sprache.

Freud, Foulkes und die psychoanalytische Gruppentherapie

Für die verschiedenen Ausrichtungen von Gruppenpsychotherapie, die sich mittlerweile als »Heilmittel« etabliert haben, bietet in erster Linie die Psychoanalyse die theoretische und behandlungspraktische Grundlage.

Die Psychoanalyse war eine Entwicklung, zu der Freud auf der Grundlage der Begegnung mit Patienten gekommen war, mit denen er, anfangs gemeinsam mit Breuer, oft lange und intensive Gespräche geführt hat. Für die Beobachtungen, die er dabei gemacht, und die Erfahrungen, die er dabei gesammelt hat, konnte Freud nicht auf schon entwickelte plausible und überzeugende Erklärungen zurückgreifen. Die Konzepte und Theorien, die in der damaligen Psychiatrie in Gebrauch waren, erschienen Freud nicht hinreichend geeignet, um zu verstehen, was ihm da im Austausch mit seinen Patienten begegnete. Wäre Freud ein überzeugter Naturwissenschaftler gewesen, hätte ihn sein Weg vermutlich in eine andere Richtung geführt, und er wäre wohl ein ausgewiesener Experte auf dem Gebiet der Neuropathologie und Neurophysiologie geworden. Freud selbst hat sich dort jedoch nicht gesehen und beschäftigte sich bekanntlich schon während seines Studiums mit Themen, die die Ränder naturwissenschaftlichen Denkens und Verstehens deutlich überschritten. Man könnte seine Haltung, seinen Blick auf die Welt, vereinfachend die eines Phänomenologen nennen, der sich für die Vielfalt der Dinge in der Welt offenhält. Freud widerstand bekanntlich der Versuchung, schon bereitliegende Konzepte und Theorien heranzuziehen und dem Unbekannten und Unverstandenen anzulegen oder überzustülpen, dem er bei seinen Patienten begegnete. Wie in phänomenologischer Einstellung ließ Freud sich gleichsam von dem Unbekannten und Unverstandenen führen, das ihn ständig vor neue Fragen und Herausforderungen stellte, für die er die passenden Kleider erst noch entwerfen und angesichts immer wieder neuer und anderer Wahrnehmungen und Beobachtungen fortlaufend ändern und anpassen musste. Freuds Lebens- und Arbeitsgeschichte legt davon vielgestaltiges Zeugnis ab. Eben das aber ermöglichte ihm die Entdeckung bis dahin weitgehend unbekannter Krankheitsbilder, die sich weder der Einordnung in die bekannten psychiatrischen Störungen fügten noch als körperliche Erkrankungen zu identifizieren waren. Richter hat dies aufgegriffen:

»Es kommen in zunehmendem Maße Patienten, die sich zwar als krank empfinden, diese Krankheit aber als unmittelbaren Ausdruck eines gemeinsamen Konfliktes mit ihren engsten Bezugspersonen verstehen« (Richter, 1972, S. 37). Die nächste Kategorie von Klienten des Psychoanalytikers betrifft einen Typ von Patienten, die sich krank fühlen und diese Krankheit als eine allgemeine Störung ihrer Kontaktfähigkeit interpretieren (ebd., S. 40). Sie glauben »weniger an sich selber, d. h. an einem inneren Konflikt, als an ihrem gestörten Verhältnis zu den anderen Menschen zu leiden«

(ebd.). »Und neuerdings taucht bei den Psychoanalytikern eine ›Spezies von Klienten‹ auf, Individuen (oder Gruppen von Individuen, die nach den geltenden Kriterien nichts mit Kranken zu tun haben. Dennoch drücken sie ein Leiden aus, das besonders charakteristisch ist für den beginnenden Umbruch des allgemeinen Selbstverständnisses« (Richter, 1972, S. 41).

Auch für die »Gruppenanalyse« genannte Gruppenpsychotherapie, für die die Psychoanalyse die maßgebliche Orientierung für Theorie und Praxis ist, steht das Bemühen im Vordergrund, die vom Bewusstsein ferngehaltenen Erfahrungen der Vergangenheit der Patienten, von denen angenommen wird, dass sie in einem gemeinsamen Unbewussten aufgehoben sind, auf dem Weg über Deutungen oder Mutmaßungen aufzunehmen (Mertens, 2013) und in der Folge zu verstehen, wie verinnerlichte pathologische Beziehungserfahrungen die Gegenwart des sozialen Lebens einschränken. Dabei wird die heilsame Wirkung der therapeutischen Arbeit in und mit der Gruppe heute nicht mehr nur der Aufdeckung von vergrabenen individuellen Erinnerungen zugeschrieben, sondern der Gegenwart neuer und förderlicher Beziehungserfahrungen in der Gruppe (Fonagy, 1999). Auch wenn die Gruppenanalyse nicht ausschließlich Bezug auf psychoanalytische Erfahrungen und Erkenntnisse nimmt, bezieht sie sich jedoch in wesentlichen Aspekten auf die Psychoanalyse (vgl. Brandes, 2005).

Psychotherapie in der Gruppe, die sich auf der Grundlage der Psychoanalyse bewegt, in erster Linie die Gruppenanalyse, wird häufiger gegenüber Gruppenpsychotherapie mehr oder weniger strikt abgegrenzt. Die Bezeichnung »Gruppenanalyse« wird dann gelegentlich wie ein Identitätsmerkmal verwendet so wie »Psychoanalyse« von manchen Psychoanalytikern wie ein Identitätsmerkmal gebraucht wird, nicht zuletzt mit der Absicht, eine »richtige« oder »wahre« Psychoanalyse zu definieren und gegenüber anderen psychoanalytischen Richtungen abzugrenzen.

Überwiegend gehen die Bemühungen in der Gruppenpsychotherapie und der Gruppenanalyse dahin, auf der einen Seite an grundlegenden Positionen der Psychoanalyse festzuhalten, auf der anderen Seite das Andere und Besondere der therapeutischen Arbeit mit einer Mehrzahl von Patienten in einer Gruppe zu verstehen und zu konzeptualisieren und dazu auch Konzepte jenseits der Psychoanalyse – etwa die Gruppendynamik, kaum jemals jedoch Mikrosoziologe und Soziologe mit den dort gesammelten Erkenntnissen zu sozialer Interaktion und Mikrointeraktion – heranzuziehen.

So wie Freud der Urvater der Psychoanalyse ist, wird auch Foulkes oftmals wie ein Urvater dargestellt, eben wie der Urvater der Gruppenanalyse.

Foulkes selbst hatte nicht von Gruppenanalyse, sondern von psychoanalytischer Gruppenpsychotherapie gesprochen. Heute ist die Gruppenanalyse untrennbar mit dem Namen von Foulkes verbunden. Foulkes (2007) verstand die Gruppe als einen Prozess ständig sich ändernder Wechselwirkungen eines jeden Gruppenteilnehmers mit einem jeden anderen, einschließlich des Gruppenleiters.

Foulkes hat zu Recht betont, dass die »Gruppensituation eine soziale Situation« (ebd., S. 38) sei und die Gruppenanalyse »in ihrer allgemeinen und theoretischen Orientierung auf demselben Boden steht wie die Psychoanalyse« (ebd., S. 71). Zentral für seine Auffassung von Gruppenanalyse ist die Annahme, dass es im Zuge einer »frei fließenden, minimal strukturierten Diskussion der Gruppenmitglieder« (Mies, 1992) zu einem gemeinsamen, von der Gruppe selbst hervorgebrachten Unbewussten der Anwesenden kommt, die sich darüber – meist ohne Worte – verständigen, ohne indessen wahrzunehmen und wahrnehmen zu können, dass und wie sie das tun.

Der einzelne Gruppenteilnehmer wird wie ein Knotenpunkt in einem Netzwerk anderer Knotenpunkte gesehen. Verändert sich eine einzelne Verbindung, verändert sich damit das ganze System. »Der Begriff des Netzwerkes (network)« könne »zusammen mit dem der Kommunikation als zentrales Konzept gelten« (Mies, 1992, S. 33). Ein Beispiel für ein solches Netzwerk sei in der therapeutischen Gruppe die »Interaktions-Matrix«, »das hypothetische Gewebe von Kommunikation und Beziehung [...], die Basis, die letzten Endes Sinn und Bedeutung aller Ereignisse bestimmt und auf die alle Kommunikationen, ob verbal oder nicht verbal, zurückgehen« (ebd.).

In den psychischen Störungen des Einzelnen sah Foulkes (1990) das Ergebnis fehlgelaufener sozialer und zwischenmenschlicher Austauschprozesse, die entsprechend auch nur im Kontext der sozialen Entwicklung des Einzelnen verständlich sind. Die Beziehungserfahrungen, die jeder Einzelne mit in die Gruppe bringt, entfalten sich dort erneut. Das macht es möglich, dass die fehlgelaufenen Entwicklungsprozesse in der Gruppe untersucht, therapeutisch beeinflusst und gegebenenfalls korrigiert werden können.

Sandner (1986) hat darauf hingewiesen, dass Foulkes' Verständnis der Matrix nicht aus dessen eigener Erfahrung hervorgegangen ist, sondern Ergebnis seiner Auseinandersetzung insbesondere mit gestaltpsychologischen Annahmen ist. Das kann verständlich machen, dass die empirische Frage nach dem Wie der Hervorbringung der Matrix und damit nach den mikrointeraktiven Mitteln, von denen die Akteure in der Gruppe dabei Gebrauch machen, nicht aufgeworfen wird.

Psychoanalyse – das kann eine zeitlich unbegrenzte, mehrjährige gemeinsame Arbeit von Analysand und Analytikerin sein, die mehrmals in der Woche zusammenkommen, um den Verflechtungen des individuellen Unbewussten des Analysanden auf den Grund zu gehen. Das kann sich gelegentlich über eine Reihe von Jahren hinziehen. Für manche Psychoanalytiker handelt es sich nur dann um eine »eigentliche« oder »richtige« oder »tiefgehende« Psychoanalyse, wenn bestimmte Voraussetzungen erfüllt sind, etwa das Coucharrangement und eine mindestens drei- bis viermal pro Woche stattfindende Therapie.

Die psychoanalytisch ausgerichtete Arbeit kann sich manchmal aber auch auf nur wenige Stunden beschränken, etwa dann, wenn ein unbewusster Konflikt, der das Alltagsleben des Analysanden nennenswert beeinträchtigt hat, aufgelöst werden konnte und seine einschränkenden Auswirkungen weitgehend verloren hat.

Dazwischen hat sich mittlerweile ein weites Feld von gruppentherapeutischen Aktivitäten aufgetan, denen weitgehend gemeinsam ist, dass sie sich zwar auf die Theorie der Psychoanalyse beziehen, sich allerdings in ihren Regularien, ihren Schwerpunkten und Organisationsformen mehr oder weniger weitgehend voneinander unterscheiden oder aber sich aktiv und gezielt voneinander abgrenzen – etwa im Gesamtumfang der Behandlungsdauer, der Häufigkeit der wöchentlichen Behandlungsstunden oder ihren Curricula. Neue Ausbildungsinstitute werden gegründet, neue Fachgesellschaften ins Leben gerufen oder – vor dem Hintergrund des Psychotherapie-Booms – medizinische Versorgungszentren eröffnet, die es Investoren ermöglichen, sich an den psychotherapeutischen erbrachten Leistungen anderer zu bereichern.

Um Gruppenpsychotherapie, die sich auf dem Boden der Psychoanalyse bewegt, zu konzeptualisieren, werden darüber hinaus meist Anleihen bei benachbarten psychotherapeutischen oder psychologischen Theorien und Konzepten gemacht, zum Beispiel der Gruppendynamik. Die Psychoanalyse allein ist nicht hinreichend geeignet, das intersubjektive Geschehen in der Gruppe zu erfassen und zu konzeptualisieren.

Für manche Repräsentanten dieser Entwicklung ist es ein hohes Gut, Unterschiede zwischen den verschiedenen Spielarten der hier angesiedelten, an der Psychoanalyse orientierten gruppentherapeutischen Arbeitsweisen zu kontrollieren und Abgrenzungen gegenüber fachlichen Nachbarn zu betonen.

Für andere zeichnen sich bei genauem Hinschauen auf das gruppentherapeutische Geschehen Unterschiede zwischen der tatsächlich geübten Praxis der psychoanalytisch basierten Gruppenarbeit weniger deutlich ab. Stattdessen, so die Anregung, könne ein für alle gemeinsamer Oberbegriff für die verschiedenen gruppentherapeutischen Varianten den Vorteil bieten, damit nach außen hin die Einheit der psychoanalytisch begründeten therapeutischen Arbeit deutlich zu markieren (Benecke, 2015).

Die Wege, auf denen sich Freud bewegte, sodass er die Psychoanalyse hat entwickeln können, und die Wege, die Foulkes zur Entwicklung der Gruppenanalyse beschritten hatte, gingen in mehrfacher Hinsicht von unterschiedlichen Ausgangspunkten aus. Freud (1905b [ca. 1895–98]; 1912e) hatte sich der Anforderung gegenübergesehen, ihm bis dahin nicht überzeugend zu erklärende oder gar weitgehend unbekannte psychische und psychopathologische Phänomene, auf die er in den Begegnungen mit seinen Patienten stieß, zu konzeptualisieren und dafür Begriffe zu entwickeln, die in der Welt der Psychologie und Psychopathologie, in der er sich aufhielt, bis dahin keinen eindeutigen Platz hatten oder wenig verankert waren. Damit war die psychoanalytische Begriffswelt, auf die Foulkes sich beziehen konnte, weitgehend ausformuliert. Insofern stand dieser, anders als Freud, nicht vor der Anforderung, sich mit den Phänomenen, mit denen er bei seiner Arbeit zu tun hatte, erst noch vertraut machen und ihre Besonderheiten erfassen und untersuchen zu müssen. Foulkes (2007) konnte sich auf die damalige Begriffs- und Konzeptwelt der Psychoanalyse beziehen und seinen Blick auf jedes Geschehen in der Gruppe von dieser schon entwickelten Psychoanalyse lenken lassen. Insofern beruhen die Annahmen, zu denen Foulkes gekommen war und die im Konzept der Matrix gebündelt sind, anders als Konzepte und Theorien der Psychoanalyse, die aus breit gestreuten Beobachtungen von klinischen Phänomenen und reichhaltigen praktischen Erfahrungen mit therapeutischen Situationen hervorgegangen sind, nicht zuerst auf Beobachtung und Erfahrung (Sandner, 2000). Vielmehr sah Foulkes sich der Herausforderung gegenüber, die schon verfügbaren Begriffe und Konzepte der Psychoanalyse den besonderen Umständen und Verhältnissen anzupassen, auf die er bei seinen Auseinandersetzungen mit der analytischen Gruppenpsychotherapie stieß.

So drückt sich in Foulkes' Auffassungen wiederholt das Bemühen aus, entwickelte psychoanalytische Begriffe und Theorien für das Verständnis und die Konzeptualisierung psychotherapeutischer Arbeit mit Gruppen heranzuziehen. Foulkes konnte die Begriffe und Theorien, die in der Psychoanalyse schon verankert waren, nutzen, um mit deren Hilfe analytische Gruppenpsychotherapie zu definieren und zu entwerfen. In diesem Sinn konnte Foulkes davon sprechen, dass der »freien Assoziation« (Freud, 1913) in der analytischen Situation »die frei fließende, minimal strukturierte Diskussion« (Mies, 1992, S. 1) in einer Gruppe entspreche. Allerdings waren die Mittel und Methoden, mit deren Hilfe der analytische Dialog einerseits und die »frei fließende Diskussion« in einer Gruppe andererseits auf grundlegende konstitutive Elemente hin vergleichend hätten untersucht werden können, noch wenig ausgereift oder fanden vergleichsweise wenig Aufmerksamkeit. Kommunikative Mikrophänomene beispielsweise, mit denen beteiligte Akteure selbst das jeweils gegenwärtige interaktive Geschehen hervorbringen, galten als eher oberflächliche, der Soziologie und Mikrosoziologie zuzurechnende Elemente und fanden bei Vertretern der psychodynamischen Gruppenpsychotherapie keine Beachtung. Dem standen zahlreiche Befunde und Untersuchungsergebnisse gegenüber, mit denen gezeigt werden konnte, dass alle soziale Wirklichkeit ein Produkt der Interaktion, zu einem nennenswerten Anteil der nichtbewusst abgewickelten Mikrointeraktion der Anwesenden ist. Nicht-bewusste soziale Interaktion wird zu einem nennenswerten Anteil über leibliches und damit nicht sprachfähiges Wissen abgewickelt; die Akteure in der Gruppe zeigen einander mit ihrer leiblichen Präsenz als ganze Personen, was das aktuelle Geschehen für sie »ist«. Dass die individuellen Äußerungen der Teilnehmer einer Gruppe wie die freien Assoziationen eines Analysanden »als unbewusst verbundene Assoziationen« zu verstehen sind, mag durchaus zutreffen; belastbare, empirisch gestützte Hinweise, die das unterstreichen und zeigen könnten, wie genau das geschieht, liegen dafür jedoch nicht vor.

Für die Gruppe nimmt Foulkes ein gemeinsames Unbewusstes an, dessen Grundlage zum einen das »Gemeingut einer Gesellschaft und Kultur« sei, zum anderen das »im eigentlichen Sinne gemeinsame Unbewusste der Gruppe, [...] das diese Gruppe selbst hervorbringt« (Mies, 1992, S. 1). So überzeugend diese Annahme auch sein mag, so ist die damit unterstellte Einheit von »unbewusster Gruppendynamik und Psychodynamik und eines gemeinsamen Unbewussten« dennoch nicht aus der Erfahrung mit einem bis dahin noch unvertrauten Gruppengeschehen hervorgegangen, sondern wird wie normativ gegeben festgestellt:

»Was auch immer in der Gruppe stattfindet, wird […] aufgefasst als ein Prozess, der in der ganzen Gruppe stattfindet« (Foulkes & Anthony, 1965, S. 25; zit. nach Mies, 1992). Damit wird das »individuelle Unbewusste in seiner lebensgeschichtlichen Dimension […] in der Gruppe in den neuen Kontext des gemeinsamen Unbewussten integriert« (Mies, 1992, S. 5). Mit dem »gemeinsamen Unbewussten«, in dem das je individuelle Unbewusste der Gruppenteilnehmer bewahrt ist, korrespondiert in der analytischen Situation das »individuelle Unbewusste« des Analysanden. Genauer: Aus dem individuellen Unbewussten würde in der Gruppe das »gemeinsame Unbewusste«, in dem die Individualität des Unbewussten der einzelnen Teilnehmer gleichsam als aufgehoben angenommen wird.

Die Feststellung eines gemeinsamen Unbewussten, das aus den je individuellen »freien Einfällen« bzw. »freien Interaktionen« der Anwesenden hervorgeht und in der Gruppenanalyse von den Beteiligten geteilt wird, korrespondiert zwar mit der grundlegenden Feststellung, dass jede soziale Situation immer und unvermeidlich eine Hervorbringung aller daran Beteiligten ist, widerspricht jedoch den Beobachtungen, dass jede interpersonelle und intersubjektive Situation in keinem Fall nur ein individuelles, von einer einzelnen Person gestaltetes Produkt ist, wie auch immer das im individuellen Fall aussehen mag. Jede soziale Situation trägt immer die Spuren aller an der jeweiligen Situation Beteiligten in sich (Streeck, 2023).

Mit der beliebten Metaphorik von »Oberfläche« und »Tiefe« wird zwischen dem »im eigentlichen Sinne gemeinsamen Unbewussten der Gruppe, […] das diese Gruppe selbst hervorbringt« (Mies, 1992, S. 1), und einer im Vollzug von Interaktion im Zwischen der Anwesenden produzierten sozialen Realität ein Gegensatz konstruiert, der die gegensätzlichen Auffassungen einander polar gegenüberstellt. Aus psychodynamischer und psychoanalytischer Sicht gilt die in jedem Moment in Interaktion hervorgebrachte soziale Alltagswelt als oberflächlich, die lediglich die manifeste äußere Realität umfasst, die jedoch keine nennenswerten Berührungspunkte mit dem »gemeinsamen Unbewussten der Gruppe« in der »Tiefe« hat.

Würde man der Feststellung eines »im eigentlichen Sinne gemeinsamen Unbewussten der Gruppe, […] das diese Gruppe selbst hervorbringt«, zustimmen, stellte sich sogleich die Frage nach dem Herstellungsprozess und der unbewussten Kommunikation, die diesem Prozess und dem gemeinsamen Unbewussten zugrunde liegt.

Unbewusste Kommunikation wird nicht allein und oft nicht einmal in erster Linie mit Worten – »freien Einfällen« oder »freien Interaktionen« – abgewickelt. Unbewusste – genauer: nicht-bewusste – Kommunikation beruht zu einem nennenswerten Anteil auf leiblich vermittelter Kommunikation. Man ist füreinander leiblich präsent und zeigt sich dem Gegenüber in seiner leiblichen Präsenz als ganze Person – also an der Oberfläche. Letztlich werden an dieser Oberfläche basale Aspekte der Entwicklung, die nicht versprachlicht werden können, deutlich – oft das nie bewusste Unbewusste.

Zur Entstehung der psychoanalytisch-interaktionellen Methode

Mit Blick auf die Anfänge der Gruppenpsychotherapie zu Beginn des 20. Jahrhunderts haben Chronisten wiederholt auf einzelne Akteure aufmerksam gemacht, die sie »Pioniere« genannt haben. Ihre Aktivitäten glichen sich vor allem darin, dass sie nicht einzelne Patienten behandelten, sondern dass im Gegenteil viele Patienten – bisweilen weit über hundert – in einer »Gruppe« gleichzeitig zusammenkamen. Sie wurden auf diese oder jene Weise über ihre Krankheiten informiert und nahmen Verhaltensratschläge für den Umgang mit ihrer Krankheit entgegen. »Gruppe« war im Wesentlichen gleichbedeutend mit gleichzeitiger Anwesenheit einer Vielzahl von Patienten, denen ein medizinischer Experte gegenüberstand, der sie darüber aufklärte, wie sie sich als Kranke verhalten sollten.

Wenn Gruppenpsychotherapie von den Chronisten weitgehend übereinstimmend als »Heilmethode« verstanden wurde, rechnen sie die Arbeit in der Gruppe dem Zuständigkeitsbereich von Medizin, später von Psychologie und Psychotherapie zu. Als »Heilmethode« ist Gruppentherapie weitgehend abgetrennt von der sozialen Dimension von Gruppe und damit von ihren Verbindungen zu Soziologie und Mikrosoziologie und sozialer Interaktion, die doch das Geschehen markieren, in dessen Vollzug »Gruppe« konstituiert wird.

Auch die psychoanalytisch-interaktionelle Gruppenpsychotherapie wurde in ihren Anfängen in den 1970er Jahren als »Heilmittel« für die Behandlung von seelisch kranken Patienten entwickelt (vgl. Heigl-Evers & Heigl, 1973):

> »In diesem Prozeß werden die eingesetzten therapeutischen Mittel hinsichtlich ihrer Wirkung auf den Patienten und auf den Verlauf seiner Krankheit immer wieder getestet, handle es sich um die Verabreichung von Arzneimitteln, um Eingriffe in den Organismus mit chirurgischem Instrumentarium um rehabilitative Übungen oder handle es sich um psychologische Einflußnahmen, um psychotherapeutische Interventionen. Diese [...] Testung ist integrierender Bestandteil jeder Krankenbehandlung, die sich auf wissenschaftliche Grundlagen beruft und eine verantwortliche und seriöse Einstellung gegenüber dem Kranken und der Krankheit für sich in Anspruch nimmt. Dadurch wird ein Prozeß der Veränderung gefördert, wobei die Veränderung in der Ablösung von eingeführten durch neuere, wirkungsvollere liegen kann, in der Zurücknahme von Heilmitteln wegen zunächst nicht erkannter schädlicher Nebenwirkungen, in der Reduktion von Dosierungen, in der Verwendung mehrdimensionaler oder kombinierter Heilmaßnahmen oder ähnlichem« (Heigl-Evers & Ott, 2002, S. 10f.).
>
> »Was sollte geschehen, um dem Kranken eine Besserung, wenn nicht, im optimalen Fall, Heilung seiner diffusen Beschwernisse zu verschaffen?« (ebd., S. 21f.).

Heute ist psychotherapeutisches Denken und Handeln tief in einen medizinischen Kontext eingelassen. Und auch Psychotherapie in der Gruppe ist ihrem Selbstverständnis nach meist ausschließlich auf die Behandlung seelischer Krankheiten ausgerichtet, auf die »heilende Veränderung des Patienten« (Balint, 1968). Dadurch, dass Gruppenpsychotherapie ohne Gutachterverfahren durchgefuhrt werden kann, ıst sıe fur vıele das Mıttel der Wahl geworden. Hier stehen Versorgungsaspekte – mehr Patienten gleichzeitig zu behandeln – wie auch finanzielle Aspekte im Vordergrund. Der Dimension des Sozialen, die mit Psychotherapie in einer Gruppe untrennbar verbunden ist, wird dagegen meist weniger Aufmerksamkeit geschenkt.

Die seelischen Krankheiten, deretwegen Patienten des »Heilmittels« Gruppenpsychotherapie bedürfen, zeigen sich unter anderem darin, dass die Betroffenen aufgrund der Entwicklungsbedingungen, unter denen sie aufgewachsen sind, nur eingeschränkt über die Fähigkeiten und Funktionen verfügen, die es ihnen ermöglichen würden, an einem befriedigenden sozialen Alltagsleben teilzunehmen, das von schweren chronischen Konflikten, sich wiederholenden destruktiven Auseinandersetzungen, von Retraumatisierungen, häufiger auch von Gewalt und Gewaltandrohungen überlagert wird.

Frau B.: »Du bist doch derjenige, der hier dauernd droht, mir etwas anzutun, wenn ich mich dir nicht einfach unterwerfe. Wozu brauchst du das? Lass' mich doch einfach in Ruhe.«

Therapeut: »Ja, einverstanden, Frau Blanck. Ich frage mich nur, ob das so einfach ist. Immerhin leben sie hier schon seit einiger Zeit zusammen. Ich kann mir gut vorstellen, dass Sie Ihrem Partner trotz allem wichtig sind und es auch für ihn nicht so einfach wäre, Sie ganz in Ruhe zu lassen. Könnte das sein, Herr Berthold?«

Hier bemüht sich der Gruppentherapeut mit seiner Antwort, Verständnis dafür zu wecken, dass auch eine chronisch belastete Beziehung noch eine soziale Beziehung ist, solange man der anderen Person nicht völlig gleichgültig gegenübersteht.

Herr B.: »Kann schon sein.«

Dass die Beziehungen der Patienten schwer belastet waren, wurde in erster Linie auf unreife oder Teil-Objektbeziehungen der Betroffenen und verinnerlichte pathologische Beziehungserfahrungen, die sich in der Psyche des einzelnen seelisch Kranken niedergeschlagen hatten, zurückgeführt, ein für sogenannte strukturell beeinträchtigte Patienten als charakteristisch geltendes Defizit, das sich auch auf das Geschehen im Zwischen der Beteiligten, ihre Beziehung, meist destruktiv auswirkt.

Die Betroffenen sind nicht oder nur sehr eingeschränkt in der Lage, ihnen widersprüchlich erscheinende Aspekte der gleichen Person – Gut und Böse, sympathisch und unsympathisch – als zusammengehörig wahrzunehmen und zu erleben.

So kann es sein, dass die andere Person oder die anderen Personen, die Adressaten des Verhaltens des Kranken waren, gleichsam wie Geschädigte erscheinen, die ohne nennenswertes eigenes Zutun immer wieder in das Netz der psychischen Pathologie der verinnerlichten Objektbeziehungen oder Teil-Objektbeziehungen des Kranken geraten.

Mit dem genauen Blick auf das interaktive und mikrointeraktive Geschehen im Zwischen der Beteiligten, der Aufschluss darüber hätte geben können, wie das geschieht und geschehen kann, was sich genau zwischen den Beteiligten ereignet, sodass ein einzelner gestörter Patient scheinbar über die Macht und den Einfluss verfügen kann, dass eben das geschieht, führte zum damaligen Zeitpunkt jedoch nur selten zu einer Diskussion in Verbindung mit der der psychoanalytisch-interaktionellen Methode.

Hinzu kam, dass die empirischen Methoden, mit denen soziale Interaktion detailgenau hätte analysiert werden können, noch kaum entwickelt waren, zum Beispiel die Konversationsanalyse (vgl. Sacks et al., 1974). Psychotherapie in der Gruppe war vielmehr weitgehend von Annahmen und Vorannahmen vorstrukturiert und bediente sich zudem oftmals einer eigenen idiosynkratischen Begrifflichkeit (vgl. Heigl-Evers & Ott, 2002). Zudem wurden anderswo entwickelte Konzepte – etwa die soziologische Rollentheorie (Parsons, 1972) oder die »soziodynamische Grundformel« (Schindler, 1957/1958; zit. nach Heigl-Evers, 1972, S. 69) herangezogen, um das Soziale, die intersubjektiven, interpersonellen Beziehungen zu erfassen, die sich im Zwischen der Anwesenden herauskristallisierten.

Die sogenannte Rollentheorie geht auf den Soziologen Parsons (1972) zurück. Für Parsons waren soziale Rollen normative Verhaltenserwartungen, die weite Teile des sozialen Lebens und Zusammenlebens bestimmen. »Die soziodynamische Grundformel bezeichnet die verschiedenen Positionen, die in ihrer gegenseitigen Zuordnung eine die Gruppe konstellierende Rangstruktur bilden [...]. Ihre spezielle Bedeutung bestimmt sich u. a. durch die Gruppe« (Heigl-Evers, 1972, S. 69).

Erneut taucht hier das Psychische – die Persönlichkeitsstrukturen der Teilnehmer und etwaige mit der Struktur der Persönlichkeit zusammenhängende Rollenbereitschaften – als vermeintliche Quelle von »Störungen des Sozialen« auf. Eine in der Gruppe schon konstellierte Rangstruktur, die sich im Verlauf der kindlichen Entwicklung in der Psyche verhartet hat, würde sich als Niederschlag von frühen Entwicklungsbedingungen und -erfahrungen, die sich in der individuellen unbewussten Psyche der Beteiligten festgesetzt haben, in den interpersonellen Beziehungen zur Geltung bringen und deren Quelle, die individuelle Persönlichkeitsstruktur, das interpersonelle, soziale Geschehen in der Gruppe mehr oder weniger weitgehend determinieren.

Die psychoanalytisch-interaktionelle Methode der Gruppenpsychotherapie wurde seit Beginn der 1980er Jahre und fortlaufend zu einer Methode der Behandlung von Menschen weiterentwickelt, deren schwere Beziehungsstörungen und gravierende Beeinträchtigungen des sozialen Lebens sie daran hinderten, in befriedigender Weise am Alltagsleben teilzunehmen, was sie oftmals zu Außenseitern in der Gesellschaft machte. Es handelt sich mittlerweile um eine klinisch und in der Forschung validierte Methode der Behandlung schwer gestörter Patienten.

Soziologie, Mikrosoziologie, Leiblichkeit und Zwischenleiblichkeit

Anders als Medizin, Psychoanalyse und Psychologie spielt die Soziologie für das Verstehen von Gruppenpsychotherapie heute keine oder eine nur noch marginale Rolle.

In der deutschen Wissenschafts- und Kulturgeschichte war Soziologie einst ein bedeutsames Fachgebiet, spielt jedoch in der gegenwärtigen Wissenschaftslandschaft jenseits der Makrosoziologie nur noch am Rand eine Rolle. Die Medizin hat aus dem Nachdenken über die soziale Dimension von Gruppenpsychotherapie ein seltenes Ereignis werden lassen.

Die Soziologie ist vor über 200 Jahren aus den Geisteswissenschaften hervorgegangen und mit Namen wie Henri de Saint-Simon und dessen Sekretär Auguste Comte verbunden. Es war Saint-Simon, der dafür plädiert hatte, die Untersuchung von Gesellschaft schlechthin als Wissenschaft zu verstehen, für die von Comte der Begriff Soziologie vorgeschlagen wurde.

Die Soziologie erforscht alle Aspekte des sozialen Zusammenlebens der Menschen in Gemeinschaften und Gesellschaften. Ihre Untersuchungsobjekte sind die Gesellschaft als Ganzes ebenso wie ihre Teilbereiche. Sie bezieht sich auf ganz unterschiedliche Themen und Gebiete, zumal auf makrosoziologische Objekte, die manchmal so verstanden werden, als seien sie irgendwo da draußen wie eine materielle Realität vorhanden. Wo der Blick der Soziologie bzw. der Soziologien mit ihren verschiedenen Theorien und Methodiken ein Blick von außen bleibt, werden gesellschaftliche Phänomene häufig wie Sachverhalte behandelt, die als solche vorhanden sind. Im nächsten Schritt gilt es dann zu untersuchen, wie die Phänomene, Strukturen, Institutionen oder Organisationen sich auf das Handeln der Gesellschaftsmitglieder in ihren jeweiligen Kontexten auswirken und deren Handeln prägen.

Das unterscheidet den Blick von Soziologie und Mikrosoziologie grundlegend voneinander: Die Soziologie hat sich im Zuge ihrer Geschichte in zahlreiche soziologische Subdisziplinen aufgespalten, die oftmals unter je eigenen Bezeichnungen und empirischen Zugangsweisen arbeiten. Sie beschäftigt sich in erster Linie damit, wie Organisationen funktionieren, wie Institutionen zu flachen Hierarchien umgestaltet werden, wie soziale Strukturen, soziale Rollen, gesellschaftliche Werte und Normen das Handeln von Gesellschaftsmitgliedern bestimmen, mit Themen wie Arbeit, wirtschaftliches Handeln und soziale Integration.

Demgegenüber beschäftigt sich die Mikrosoziologie vor allem mit dem Wie und mit den subtilen Mitteln und Methoden, mit denen Gesellschaftsmitglieder soziale Interaktion abwickeln. Dabei gehen Mikrosoziologen davon aus, dass alle sozialen Ereignisse aus sozialer Interaktion von Anwesenden hervorgehen. Insofern könnte man die Mikrosoziologie auch als ein Grundlagenfach der Soziologie verstehen.

Aus dieser Perspektive wären es dann die Sachverhalte, die das Handeln der Beteiligten prägen, und nicht umgekehrt das Handeln von Anwesenden die sozialen Strukturen.

In welcher Weise soziale Interaktion immer den Blick auf den anderen erfordert, hat der Soziologe Max Weber (2019 [1920]) deutlich gemacht. Weber verstand Soziologie als

> »eine Wissenschaft, welche soziales Handeln deutend verstehen und dadurch in seinem Ablauf und seinen Wirkungen ursächlich erklären will. ›Handeln‹ soll dabei ein menschliches Verhalten [...] heißen, wenn und insofern als der oder die Handelnden mit ihm einen subjektiven Sinn verbinden. *›Soziales‹ Handeln aber soll ein solches Handeln heißen, welches seinem von dem oder den Handelnden gemeinten Sinn nach auf das Verhalten anderer bezogen wird und daran in seinem Ablauf orientiert ist«* (ebd.; Hervorh. U. S.).

Alles Wahrnehmen, Erleben und Verstehen von sozialen Beziehungen und darüber hinaus alles soziale Leben gründen in der alltäglichen Lebenswelt.

Das soziale Alltagsleben, »die Lebenswelt, ist der selbstverständliche, unbefragte Boden sowohl jeglichen alltäglichen Handelns und Denkens wie auch jeden wissenschaftlichen Theoretisierens und Philosophierens« (nach Husserl), eine »ausgezeichnete Wirklichkeit« (Schütz, 1971, S. 237), in der jeder Mensch lebt, denkt, handelt und sich mit anderen verständigt. Die Alltagswelt ist jedem einfach vorgegeben und wird fraglos und selbstverständlich hingenommen, sie ist der unbefragte Boden aller Geschehnisse.

Dass Akteure in sozialer Interaktion immer schon in dialogischer Intersubjektivität verbunden sind und eine gemeinsam Lebenswelt teilen, hat nachdrücklich Habermas betont: »Indem sich Sprecher und Hörer frontal miteinander über etwas in einer Welt verständigen, bewegen sie sich innerhalb des Horizonts ihrer gemeinsamen Lebenswelt; die bleibt den Beteiligten als ein intuitiv gewußter, unproblematischer und unzerlegbarer holistischer Hintergrund im Rücken [...]« (Habermas, 1988, S. 348).

Soziale Mikrointeraktion und Interaktion werden häufig als ein Geschehen zwischen voneinander getrennten Individuen gesehen. Danach klafft zwischen den Einzelnen ein Abstand, den sie im Vollzug ihrer Interaktion überbrücken müssen – spätestens seit Descartes das in der westlichen Welt vorherrschende Verständnis von sozialer Realität. Eben wegen dieser Lücke zwischen den Einzelnen müssen sie miteinander interagieren und kommunizieren, um sich miteinander zu verständigen.

Das geschieht nicht nur mit Worten, sondern manchmal und in erster Linie mit vielfältigen, oft von außen nicht bewusst wahrnehmbaren kognitiven, und nicht-sprachlichen Mitteln. Weil Welt und Selbst voneinander getrennt sind, muss sich das Selbst die Welt der Objekte mehr oder weniger mühsam erschließen.

Gegen die geläufige Auffassung, dass Körper, Geist oder Seele gleichsam getrennte »Substanzen« seien, wurde immer wieder – insbesondere vonseiten der psychosomatischen Medizin – vorgebracht, dass Körper und Geist eine Einheit seien, körperliches Befinden sich ebenso nachhaltig auf die menschliche Seele auswirke wie umgekehrt seelisches Befinden auf den Körper. Mit der bloßen Feststellung einer Einheit von Körper und Geist allerdings ist der Dualismus, der die überkommene Auffassung kennzeichnet, keineswegs überwunden, werden hier doch nach wie vor zwei Erfahrungsbereiche angenommen, die zwar in einem Verhältnis zueinander stehen, ohne dass jedoch deren Verhältnis plausibel konzeptualisiert wäre: »Die Wiedergewinnung des Verständnisses einer ganzheitlichen Betrachtung der menschlichen Existenz ist bereits in der sogenannten psychosomatischen Medizin versucht worden und nur unvollständig gelungen« (Kuck, 2014, S. 243).

Mit der Vernachlässigung der Bedeutung des Leibes für interpersonelle Kommunikation und unbewusste Verständigung, zwischenmenschliche Beziehungen und das Zusammensein von Akteuren wird der Stellenwert leiblich vermittelten Wahrnehmens und Erlebens bei der Erschließung der Welt, zumal der mikrosozialen Welt psychotherapeutischer Gruppen mit einiger Wahrscheinlichkeit unterschätzt. Das Leib-Sein von anwesenden Akteuren, die in einer sozialen Situation und damit auch einer psychotherapeutischen Gruppe miteinander zu tun haben, dürfte für ihr intersubjektives und interpersonelles Wahrnehmen, Erleben und Tun, ihre Kommunikation und ihre Verständigung alles andere als peripher sein.

»Der Leib als Resonanzkörper ist das basale Mittel des Zur-Welt-Seins« (Merleau-Ponty, 1974 [1966]). Wir sind von allem Anfang an mit der Welt »da draußen« unauflösbar leiblich verbunden. Die »Verächter des Leibes« überschätzen die kognitiven Fähigkeiten des Menschen und vergessen allzu leicht, so Nietzsche (2010 [1886]) in *Also sprach Zarathustra*, dass hinter ihren bewussten Gedanken und Gefühlen der Leib steht. Der Mensch müsse begreifen, dass er durch und durch ein leibliches Wesen ist. »Alles was wir denken, fühlen, meinen und wissen stammt aus unserem Leib« (ebd., S. 35).

»Ich habe meinen Leib niemals vor mir, mein Leib kann sich nicht vor meinem Blick entfalten, sondern bleibt immer am Rand meiner Wahrnehmung und ist dergestalt mit mir« (Merleau-Ponty, 1974 [1966], S. 115; zit. nach Schuhmacher-Chilla, 2018).

> »Der Leib ist gewissermaßen der ›Resonanzkörper‹ für alle Gefühle [...]. Primäres soziales Verstehen beruht nicht auf einer inneren Modellierung in einem getrennten Beobachter, sondern auf einer Verknüpfung zweier leiblicher Subjekte zu einer gemeinsamen Zwischenleiblichkeit [...] Andere emotional zu verstehen heißt primär, mit ihnen in non-verbaler, zwischenleiblicher Kommunikation zu stehen« (Fuchs, 2018, S. 214f.).

Danach können wir einander im Zusammensein verstehen, indem wir mit unserem Gegenüber in leiblicher Resonanz verbunden sind. Meinem Gefühl entspricht ein bestimmter leiblicher Zustand, eine »eigenleibliche Resonanz des Gefühls«. Dieser Zustand drückt sich für mein Gegenüber wahrnehmbar in meiner Körperlichkeit aus und führt beim anderen zu einem »leiblich emotionalen Eindruck«. Dieser von meiner Körperlichkeit beim anderen hervorgerufene leiblich-emotionale Eindruck ist »wiederum mit subtiler eigenleiblicher Resonanz verbunden« (Fuchs, 2015, S. 12) und zeigt sich beim anderen in dessen Körperlichkeit, was wiederum ich als Eindruck aufnehme usw.

> »Zahlreiche Forschungen haben gezeigt, dass Emotionen nicht nur mit leiblichen Empfindungen, Haltungen, Gesten und mimischen Ausdrucksbewegungen untrennbar verknüpft sind, sondern dass diese Leibzustände auch unbewusst unsere Wahrnehmung und Bewertung von Personen und Situationen maßgeblich beeinflussen« (Fuchs, 2016, S. 14).

Mein Eindruck zeigt sich in meinem Ausdruck, der wiederum zu einem Eindruck und zu antwortender Resonanz aufseiten der anderen Person führt. Die Personen, die einander begegnen, wirken so mit ihrer Körperlichkeit bzw. Leiblichkeit aufeinander ein, ohne dass sich die Quelle des Erlebens entweder der einen oder der anderen Person eindeutig zuordnen ließe. Ausdruck und Eindruck folgen nicht linear aufeinander, sondern sind in einer zirkulären Interaktion von Ausdruck und Eindruck, einem in Bruchteilen von Sekunden ablaufenden zwischenleiblichen Prozess untrennbar miteinander verwoben, vergleichbar mit dem Weinen, bei dessen Anblick einem die Tränen kommen (ebd.).

Auf die Frage, welche Bedeutung der Leiblichkeit und der leiblichen Verständigung der Anwesenden in der Gruppe für die Konstituierung des »gemeinsamen Unbewussten der Gruppe [...], das diese Gruppe selbst mit hervorbringt«, zukommt, stehen belastbare Antworten derzeit jedoch noch aus.

Zum Zwischen von Subjekten und Personen in der Gruppe

Seit einer Reihe von Jahren sind Intersubjektivität und Interpersonalität, das Verhältnis von Selbst und anderen, Verstehen des anderen und Selbstverstehen ins Zentrum der Aufmerksamkeit von Gruppenpsychotherapie und Psychotherapie gerückt. Dabei ist das eine nicht ohne das andere zu haben. Was da auf der einen Seite, der Seite des Selbst und des Subjekts geschieht, ist nicht unabhängig von dem Geschehen auf der anderen Seite, der Seite des oder der anderen Anwesenden. Beide oder alle sind miteinander verbunden.

Wie ich mich im Zusammensein mit anderen fühle, was ich erlebe, was ich will oder nicht will, was mich abstößt oder anzieht, was ich meine und denke oder verschweige, ist nicht einfach da, unabhängig von den Vorkommnissen, die sich mit anderen insbesondere in der Gruppe ereignet haben. Mein Erleben und Handeln – genauer: mein momentanes So-Sein als ganze Person, mein leibliches Erleben – bezieht sich immer auch auf den oder die anderen innerhalb dessen sich erst der Sinn von deren Verhalten erschließt.

Soziale Beziehungen werden immer in einem bestimmten Kontext abgewickelt. Auch der Kontext, innerhalb dessen Anwesende miteinander interagieren, ist nichts, das von außen so aufzeigbar vorhanden wäre. Was für die Anwesenden der Kontext ist, innerhalb dessen sie miteinander kommunizieren, wird ebenfalls von ihnen selbst im Vollzug ihrer Interaktion relevant gemacht.

Danach erschließt sich nicht allein aus meinen oder unseren Absichten oder unserem Verhalten, welchen Sinn mein oder unser Verhalten für andere hat, sondern es wird im Kontext des nachfolgenden Verhaltens der anderen Anwesenden transparent.

Dabei muss es nicht bei einem einzigen nachfolgenden Schritt bleiben. Manchmal kann man von außen den Eindruck gewinnen, dass die Anwesenden in der Gruppe ihren Austausch fortlaufend nach außen hin öffnen oder verschließen, nach innen hin erweitern oder normativ einschränken oder mit ihren Einfällen und Mitteilungen das manifeste Geschehen nach vorne treiben oder aber zu einem relativen Stillstand zu bringen versuchen.

Patienten scheuen nicht selten die therapeutische Arbeit in einer Gruppe angesichts der relativen Öffentlichkeit, die unvermeidlich mit der Gruppensituation einhergeht. Der Weg in die Öffentlichkeit bietet sich ihnen nicht als Chance für Entwicklung an, sondern stellt eine Bedrohung ihres individuellen Selbst dar. Und auch Psychotherapeuten vertreten gelegentlich die Auffassung, dass das Spannungsfeld von Öffentlichkeit und Privatheit innerhalb der Gruppe, wie weit oder eng ausgedehnt auch immer, nicht geeignet sei, um »Selbstöffnung« (»self-disclosure«; siehe auch Dally, 2014) zu ermöglichen.

Dabei wird leicht übersehen, dass gerade der zwischen Öffentlichkeit und Privatheit aufgespannte Raum der Gruppe als Ort sozialen Verhaltens, des Umgangs mit relativ Fremden, des Sich-Äußerns in Gegenwart von anderen im Inneren der Gruppe wie in einem nach außen hin geöffneten Raum vielfältige Möglichkeiten bietet, Störungen zu bearbeiten, die sich vor allem im Zwischen aufspannen, im Zwischen von innerer und nach außen hin in die Welt des »zivilisierten« Verhaltens durchlässiger Gruppen. Hier wie dort bewegen sich die Akteure durchweg in Bereichen, die weder Produkt nur der einen noch nur der anderen Seite sind, sondern die Spuren von beiden in sich tragen, von Privatheit und Öffentlichkeit zugleich.

Wo Selbstöffnung für ein Wert an sich gehalten wird, mag der Blick in vermeintliche psychodynamische Tiefen individueller privater Erfahrungen zwar gelingen, der Blick auf den fremden Anderen in dessen So-Sein kann gleichwohl beunruhigen und wird in der Folge gemieden.

Andere Patienten wünschen sich Kontakt. Aber ohne sich das erklären zu können, fühlen andere in der Gruppe sich von ihnen abgewiesen; Zurückhaltung erleben sie als kränkend; sie suchen Anerkennung und Bestätigung, aber können nicht wahrnehmen, dass sie Mitpatienten in der

Gruppe ihrerseits nicht sehen und Toleranzgrenzen unbeachtet lassen. Wieder andere Patienten können sich nicht schützen, weil sie fürchten, ihnen wichtige Andere zu verlieren, wenn sie Grenzen ziehen.

Manchmal kommt es zu missbräuchlichen Interaktionen. Manche Anwesende schließen sich unter Verzicht auf unterscheidende Individualität regressiv zu einem Kreis von vermeintlich Gleichen zusammen. Sie haben scheinbar keine eigenen Meinungen und Urteile oder scheinen darauf zu verzichten, etwa weil sie Verluste fürchten, wenn deutlich werden sollte, dass auch sie Unterschiede machen. Sie lassen sich benutzen und werden tatsächlich benutzt. Sie versuchen, eine »nur gute« Welt in der Gruppe zu etablieren und alles »Böse« in den Außenraum der Gruppe zu verlagern, verfolgen aber unnachgiebig jeden, der diese normative Ordnung in der Gruppe zu stören droht.

Wo Störungen und Probleme, die in der Gruppentherapie im Zusammensein mit anderen zutage treten, ausschließlich darauf zurückgeführt werden, dass ein einzelner oder wenige einzelne Teilnehmer pathologische Beziehungserfahrungen, denen sie oder er in der Vergangenheit ausgesetzt waren und möglicherweise weiterhin ausgesetzt sind, sich in der Gruppe wiederholen oder neu aufgelegt werden, könnte das leicht zu der unzutreffenden Schlussfolgerung Anlass geben, dass das Geschehen in der Gruppe statt von allen Anwesenden konstituiert zu werden von dem jeweiligen So-Sein einzelner Teilnehmer bestimmt und gestaltet wird.

Das entspricht jedoch nicht der Wirklichkeit von Gruppen und Gruppenpsychotherapie. Was auch immer dort geschieht, wird auch immer von allen Anwesenden hervorgebracht.

Alles, was sich da in der Gruppe ereignet, ist zu keinem Zeitpunkt Produkt des alleinigen oder annähernd alleinigen Tuns dieses oder dieser Anwesenden. Für die Gestaltung der Gruppensituation, wie normativ eingeengt auf der einen Seite, wie offen auf der anderen Seite diese Situation sich auch immer darstellen mag, ist nicht das Verhalten einzelner oder weniger Teilnehmerinnen bestimmend, sondern das Tun im Kontext des Tuns aller Anwesenden. Um zu erfassen, was da geschieht, reicht es deshalb nicht hin, wenn der Blick nur in die eine oder nur in die andere Richtung geht.

Zudem begegnen alle Akteure in der Gruppe einander als ganze Personen, die zugleich das eine tun ohne das andere zu lassen. Immer ist, was da in der Gruppe geschieht, ein Produkt, eine mit den Mitteln ihrer Präsenz gestaltete und regulierte gemeinsame Hervorbringung ausnahmslos aller Anwesenden, die auf diese Weise ihre gemeinsame Situation so gestalten und bewältigen, wie sie das tun.

Die Gruppentherapeutin ist berührbar und so weit wie möglich offen, erreichbar und ansprechbar für das Geschehen und die Mittel und Wege, mit denen die Anwesenden miteinander interagierend an den Beziehungen teilnehmen und ihre Beziehungen in der Gruppe gestalten. Nicht zuletzt zeigt sie sich aufmerksam, zugewandt und wach für potenziell Entwicklung versprechende Öffnungen und Weiterführungen der so oft von repetitiven Beziehungsmustern und Wiederholungszwängen eingeengten Beziehungen in der Gruppe. Aber auch diese können ihr ebenso gut verschlossen bleiben.

Der Versuch des Blickes in eine nicht sicher vorhersehbare Zukunft bleibt eine »Mutmaßung« (Mertens, 2013). Beide, der Blick auf etwaige Öffnungen und Durchlässigkeiten in Richtung auf die Welt da draußen wie der Blick auf den relativ abgeschlossenen Binnenraum der Gruppe, sind durchweg Koproduktionen aller Beteiligten.

Im intersubjektiven oder interpersonellen Zwischen treffen interpersonelle und intrapsychische, individuelle wie kollektive, subjektive und soziale Wirklichkeit gleichsam aufeinander. Verinnerlichte Erfahrungen mit früheren Beziehungen nehmen in der Gegenwart ihre spezifische Gestalt im Prozess wechselseitigen, aufeinander bezogenen Verhaltens in der Gruppe an und zeigen sich schließlich in gestörten zwischenmenschlichen Beziehungen (Streeck, 2000; 2020).

Die psychoanalytisch-interaktionelle gruppenpsychotherapeutische Arbeit bietet einer Gruppe diverse Möglichkeiten, die andere therapeutische Settings nicht ohne Weiteres haben. So eignet sich die Psychotherapie in der Gruppe in besonderem Maße dazu, aufzunehmen und zu verstehen, wie alle Teilnehmenden daran beteiligt sind, die jeweils aktuelle soziale Realität in der Gruppe im Vollzug ihrer sozialen Interaktion zu produzieren, und wie sie das machen – ob und wie sie sich dabei aufeinander beziehen oder – manchmal ein Hinweis auf missverstandene Autonomie oder Autarkie – gerade nicht beziehen, wie sie aneinander gerichtete Erwartungen vertreten, welche Wertorientierungen und moralischen Überzeugungen sie dabei geltend machen, wie sie – meist vorläufige – Regeln für ihr Miteinander ins Gespräch bringen oder wieder verwerfen, wie sie Antworten auf die Frage zu finden versuchen, was für eine Situation das denn eigentlich ist, an der sie selbst hier gerade teilnehmen, wie sie Führer küren, denen sie folgen, und Außenseiter machen, wie Macht und Ohnmacht, Abhängigkeit und Unabhängigkeit zugeschrieben und verteilt werden und so als soziale, aus der gemeinsamen Interaktion hervorgegangene Produkte in der Gruppe augenblicklich »da« sind, und wie sich das alles schließlich mit individuellen Beziehungserfahrungen verbindet. Insofern kommt der Gruppentherapie auch ein wichtiges Moment der Selbsterfahrung zu.

Mit der Arbeit in Gruppen noch wenig erfahrene Psychotherapeuten neigen dazu, sich auf das je individuelle Verhalten und Erleben einzelner Patienten zu konzentrieren. Das geschieht zumal dann, wenn ihnen das Verhalten eines einzelnen oder auch mehrerer Anwesenden gegenüber dem Verhalten von anderen Teilnehmern auffällig oder in irgendeiner Weise abweichend erscheint.

In therapeutischen Gruppen, in denen die Mehrheit der Anwesenden beharrlich schweigt, nehmen sie zum Beispiel jede Äußerung oder jedes Verhaltensphänomen bereitwillig und gerne auf, scheint in der Gruppe doch endlich »etwas zu passieren«. Ein Patient mag sich in den Vordergrund drängen, eine Patientin wird vielleicht den überwiegenden Teil der zur Verfügung stehenden Zeit für sich in Anspruch nehmen wollen und wird andere Patienten in der Gruppe scheinbar nicht zu Wort kommen lassen oder versuchen, das Gruppengeschehen auf andere Weise zu dominieren.

Dabei wird leicht übersehen, dass das Verhalten, das in der Weise beschrieben wird, indem ein einzelner Gruppenteilnehmer, manchmal auch zwei oder drei, sich in den Vordergrund drängen, die verfügbare Zeit für sich allein beanspruchen oder andere dominieren, die gegenwärtige Wirklichkeit in der Gruppe kaum jemals trifft. Sich in den Vordergrund zu drängen, die verfügbare Zeit für sich allein zu beanspruchen oder andere zu dominieren ist in einer Gruppenpsychotherapie kein nur individuelles Verhalten einzelner Personen.

Auch hier gilt, dass jedes Geschehen in der Gruppe eine Koproduktion ist. Dementsprechend kann keiner der Anwesenden in der Gruppe irgendetwas davon tun, wenn nicht die anderen Anwesenden durch ihr Verhalten zulassen, dass eben das geschieht. Nicht nur, dass man sich nicht nicht verhalten kann (Watzlawick et al., 1967, S. 145), charakterisiert soziale Interaktion und Kommunikation, sondern dass in Anwesenheit von anderen jeder Anwesende sich mit seinem Verhalten unvermeidlich daran beteiligt, das gegenwärtige Geschehen hervorzubringen. Mit anderen Worten: Das Verhalten eines einzelnen anwesenden Mitgliedes der Gruppe kann den intersubjektiven und interpersonellen Verhältnissen nur in dem Maße eine bestimmte Richtung zuweisen, wie dieses Verhalten durch das Verhalten der anderen Anwesenden unterhalten und mitgestaltet wird. Keiner der Anwesenden in der Gruppe kann irgendetwas daran tun, wenn nicht die anderen Anwesenden durch ihr Verhalten zulassen, dass eben das geschieht. Nicht nur, dass man sich nicht nicht verhalten kann, kennzeichnet soziale Interaktion, sondern dass in Anwesenheit von anderen jeder Anwesende sich mit seinem Verhalten unvermeidlich ins Verhältnis zu den anderen Anwesenden und zu deren Verhalten setzt.

Auch wenn bei vordergründiger Betrachtung nur ein einzelner Patient aktiv ist, während alle anderen passiv und schweigsam zu bleiben scheinen, ist die Aktivität dieses Einzelnen so nur angesichts der scheinbaren Passivität der anderen möglich, deren Schweigsamkeit tatsächlich eine Schweigsamkeit ist, die die Aktivität des Einzelnen erst ermöglicht.

Die Gruppenteilnehmer lassen den oder manchmal auch die Patienten, der oder die solches Verhalten zeigen, gewähren, unterstützen ihn oder sie vielleicht mithilfe subtiler Signale, ziehen ihrerseits aus dem scheinbar bestimmenden und andere dominierenden Verhalten Gewinn und nehmen die Rolle entschädigungsberechtigter Opfer für sich in Anspruch, die von anderen gegen ihren Willen dominiert werden. Das Geschehen, das auf den ersten Blick nur Ausdruck der Dominanz eines einzelnen oder einiger einzelner zu sein scheint, wird von allen Patienten in der Gruppe konstituiert.

Was leibliches Erleben und leiblicher Ausdruck bedeuten

Wenn wir uns in sozialen Beziehungen bewegen, begleiten vielfältige körperliche Handlungen den Austausch von Worten – so wie umgekehrt Worte das körperliche Handeln begleiten. Dabei sind Sprechen und körperliches Verhalten eng miteinander verwoben. Manchmal kann das körperliche Handeln die Worte ergänzen, die jemand verwendet, und deren Bedeutung unterstreichen, manchmal steht das körperliche Handeln im Vordergrund und wird durch Worte ergänzt; mal spielen Worte nur eine nachgeordnete Rolle für den momentanen Umgang miteinander und für das wechselseitige Verstehen; dann kann es so aussehen, als wenn die Personen, die da miteinander zu tun haben, sich fast nur mit körperlichen Mitteln verständigten und ihre Beziehung gestalten und dabei nur ganz gelegentlich auch Worte austauschen. Während die Körperlichkeit der Akteure für ihre wechselseitige Verständigung in einer psychoanalytischen Behandlung im Couchsetting eher eine untergeordnete Rolle spielt – wie auch bei Telefongesprächen, bei denen sich das für den Gesprächsteilnehmer wahrnehmbare körperliche Handeln, das den Austausch von Worten begleitet, manchmal auf Modulationen der Stimme beschränkt –, verständigen sich Akteure im sozialen Alltagsleben oder in der Gruppe in der Regel nicht entweder mit Worten oder mit nichtsprachlichem Verhalten, sie sind als ganze Person an ihrer Verständigung beteiligt. Dass körperliches Verhalten keineswegs eine zufällige Begleiterscheinung von sozialer Interaktion ist, konnte vor allem mithilfe der Film- und Videotechnik bis in Feinheiten des Verhaltens hinein sichtbar gemacht werden (Streeck, 2009). Mit bloßem Auge lässt sich ein nennenswerter Teil der körperlichen Mittel, mit denen Leute im Zusammensein interagieren, kaum oder gar nicht erkennen.

Was leiblicher Ausdruck in dieser oder jener Situation bei diesem oder jenem Zusammensein mit anderen in der Gruppe bedeutet, erschließt sich dem Blick von außen zumeist nicht ohne Weiteres. Man kann sich nicht in bestimmter Weise nach außen hin zeigen und davon ausgehen, dass das für Außenstehende wahrnehmbare Verhalten auch für die Anwesenden in der Gruppenpsychotherapie etwas ganz Bestimmtes bedeutet. Das leibliche Erleben, über das ich untrennbar mit den Anwesenden verbunden bin, trägt keine ganz bestimmte Bedeutung in sich, die sich einfach an dem Verhalten ablesen ließe.

Leibliches Erleben und Handeln kann zudem nicht – anders als etwa kognitives Wissen – ohne Weiteres mit Worten ausgedrückt und damit in Sprache »übersetzt« werden. In leiblicher Verbindung verständigen sich die Anwesenden nicht allein in der Weise miteinander, dass sie miteinander reden, sondern auch, indem sie leiblich aufeinander bezogen und miteinander verbunden sind und sich verständigen.

Schweigen beispielsweise kann vieles bedeuten und kann in vielerlei Weise Stellung beziehen – als Zustimmung, Nachdenklichkeit, Unentschlossenheit, Missbilligung. Was dieses Schweigen jeweils »ist«, unterliegt in sozialer Interaktion nicht allein der Entscheidung der Schweiger oder einer oder weniger der beteiligten anwesenden Personen, die solches Verhalten zeigen, sondern wird im Vollzug ihrer Interaktion kooperativ und meist sprachlos ohne Worte in ihrem Zwischen »verhandelt«:

Was etwa für den einen Akteur in der Gruppe eine entwertende Kritik war, nimmt ein anderer in der Gruppe wie eine neutrale Meinungsbekundung hin. Verhalten, das für den einen Zustimmung und Unterstützung war, fasst ein anderer als versteckte ironische Übertreibung auf. Ob ein Verhalten die Funktion einer Missbilligung, eines Scherzes oder einer neutralen Meinungsbekundung war oder nicht, ist dem Verhalten nicht eingeschrieben.

Was in sozialer Interaktion in einer psychotherapeutischen Gruppe ein Tun »ist«, ist das Produkt intersubjektiven und interpersonellen Geschehens, eben von sozialer Mikrointeraktion. Jedes nachfolgende Erleben und Tun trägt immer auch die Spuren des vorangegangenen Tuns der anderen Seite in sich und ist selbst wiederum Kontext für das nachfolgende Erleben und Tun der Anwesenden. In diesem Sinn wird die Bedeutung jeden Erlebens und Tuns interaktiv produziert und koproduziert. Insbesondere im körperlichen Verhalten sind zentrale Mitteilungen verborgen, die dann, wenn sie ungesagt bleiben, Gruppenprozesse zentral bestimmen. Dafür sollen einige Beispiel angeführt werden.

> In einer therapeutischen Gruppe hatte ein Patient von einer kurzen Begegnung berichtet, bei der ein Mitpatient eine Bemerkung hatte fallen lassen, auf die er jedoch nicht eingegangen war. Als der Mitpatient meinte: »Warum hast du denn zu dem, was ich dir dazu gesagt habe, gar nichts gesagt?«, verstummte der Erzähler mit sichtlich gekränktem Ausdruck und ließ nun seinerseits die Bemerkung des Mitpatienten unkommentiert. Als sein Verhalten später noch einmal angesprochen und er gefragt wurde, warum er denn gar nichts mehr gesagt habe, meinte er in gereiztem Tonfall, dass »man hier ja sofort ›abgekanzelt‹ werde, wenn man etwas von sich berichtet«.
>
> Dagegen kommt, was das Geschehen für den Patienten war, in dessen leiblicher Präsenz zum Ausdruck. Er zeigt im Zuge des interaktiven Geschehens, was sich mit Worten allenfalls angedeutet darstellen lässt, sein Verletzt-Sein.

Kritik und missbilligende Äußerungen werden in Gruppen häufig ängstlich vermieden. Das geschieht zumal dann, wenn erwartet wird, dass das missbilligende Urteil von der Meinung einer Mehrheit in der Gruppe abweicht. Auf der anderen Seite wird Verhalten vor allem dann ausdrücklich begrüßt und bekräftigt, wenn es mit einer in der Gruppe unterstellten oder aktuell vertretenen normativen Erwartung konform geht.

Bei der Arbeit in Gruppen mit Patienten, die zu impulsivem Agieren neigen, ist damit zu rechnen, dass abweichendes Verhalten massiv und impulsiv abgewertet und attackiert wird. Das empörte oder entwertende Verhalten, mit dem der Abweichler zur Ordnung gerufen werden soll, fällt zumal dann besonders vehement aus, wenn das missbilligende Verhalten vordergründig damit legitimiert werden kann, im Dienst einer »guten Sache« zu stehen.

Wenn die Teilnehmerinnen an einer psychoanalytisch-interaktionellen Gruppentherapie darauf verständigt zu sein scheinen, dass Kritik und missbilligende Äußerungen unterbleiben sollten, kann sich eine Situation einstellen, in der das missbilligende Potenzial im leiblichen Handeln der Anwesenden gleichsam verdichtet zum Ausdruck kommt. Man begegnet einander scheinbar respektvoll und zuvorkommend und gibt sich voreinander auf eine Weise, in der sich das Bemühen zeigt, sorgfältig zu verbergen, wer man hier tatsächlich füreinander ist.

Die missbilligende Wirkung von leiblichem Erleben und sprachlichem Handeln ist unabhängig von seiner »Lautstärke«. Ein nur scheinbares Auf-den-anderen-Eingehen, ein flüchtiger kritischer Blick oder schweigendes Nicht-Beachten können das Erleben und Handeln des oder der Adressaten weitergehend erreichen als lauthals vorgetragene ausdrückliche Ablehnungen.

> In einer therapeutischen Gruppe sah es beispielsweise so aus, als könne jeder Teilnehmer, der von einem eigenen Problem berichtete, mit scheinbar ungeteilter Aufmerksamkeit und vielfältigen Hinweisen und Ratschlägen der anderen Anwesenden rechnen. Als wieder einmal ein Patient schilderte, wie schlecht er sich bei einem abendlichen Telefonat von seiner Partnerin behandelt gefühlt hatte, antwortete eine Teilnehmerin zu dem Patienten gewandt, sie wolle ihm doch einmal sagen, dass sie sich von seinen ständigen Klagen über seine Partnerin »ziemlich genervt« fühle. Falls er der Partnerin gegenüber auch nur annähernd so klagsam sei, wie er sich hier zeige, könne sie sich gut vorstellen, dass diese sich nicht gerade darüber freue, mit ihm zu reden. Daraufhin kam es in der Gruppe zu minutenlangem Schweigen. Die Kritikerin wurde erst versteckt, dann immer unverhüllter Zielscheibe von negativen Sanktionen, die von Unverständnis, signalisierendem Kopfschütteln und manifester Empörung über ihr vermeintlich uneinfühlsames Verhalten gegenüber dem Mitpatienten, dem es doch nach seinem Telefonat offenkundig nicht gut ging, bis hin zu der »Deutung« reichten, dass sie da ja möglicherweise selbst ein Problem habe, wenn sie sich ihrem Mitpatienten gegenüber dermaßen verständnislos zeige.

Zu einer anderen therapeutischen Gruppe, in der eine Mehrheit der Patienten besonders kontrolliert und scheinbar gefühlsneutral miteinander umging, war eine Patientin neu hinzugekommen, die über Wochen hinweg in einer psychiatrischen Klinik vor allem medikamentös behandelt worden war. Der Patientin war es ein dringendes Anliegen zu klären, warum es für sie so schwierig war, mit anderen Menschen in Kontakt zu kommen, und warum vor allem andere nicht den gleichen engen Kontakt zu ihr wollten, den sie ihrerseits suchte. Sie hatte den Mitpatienten in der Gruppe auf ihre eigene, etwas unbeholfene Art mitgeteilt, dass es ihr sehr wichtig sei, dies in der Gruppe und mithilfe der Gruppe herauszufinden. In der folgenden Gruppensitzung meinte sie in Richtung auf drei Mitpatienten, die ihrerseits engeren Kontakt miteinander hatten, sie würde gern mehr mit ihnen zu tun haben. Statt ausdrücklich zu dem Anliegen der Patientin Stellung zu nehmen, tauschten die Patienten verstohlene Blicke aus und schwiegen. Darauf später angesprochen meinten alle drei, sie hätten ihre Mitpatientin nicht kränken wollen. Als die Patientin ihrerseits zu erkennen gab, dass das Schweigen für sie weitaus belastender gewesen sei und sie sich mehr zurückgewiesen gefühlt habe, als eine ausdrückliche ablehnende Stellungnahme das vermocht hätte, stellte sich heraus, dass es für die drei schweigenden Patienten ein erhebliches Problem war, an sie herangetragene Bedürfnisse – in diesem Fall den Wunsch der Patientin nach mehr Kontakt – zu versagen und sich damit als »böse« zu zeigen.

Im körperlichen Verhalten sind zentrale Mitteilungen verborgen, die insbesondere dann, wenn sie ungesagt bleiben, Gruppenprozesse zentral bestimmen. Denn Beziehungen werden immer auch und zu allererst zwischenleiblich bestimmt.

Teil 2: Praxis

Psychotherapeutische Techniken und die Praxis der psychoanalytisch-interaktionellen Methode der Gruppentherapie

Soziale Wirklichkeit, das Zwischen und Antworten

Gruppenpsychotherapie einschließlich der Gruppenanalyse wurde als ein wirksames »Heilmittel« in eine Liste vergleichbarer »Heilmittel« aufgenommen. Der Mainstream der Psychotherapie mit Gruppen bewegte sich jedoch in eine andere Richtung: Der interaktive, intersubjektive Charakter von Gruppen, die spannungsreiche Dialektik von Einzelnem und Anderen, von Privatheit und Öffentlichkeit fanden zunehmend weniger Interesse. Bald wurde in Gruppen vor allem Selbstverwirklichung und Entfaltung des vermeintlich »begabten« Selbst (Miller, 2012 [1979]) gesucht. Zwar blieb Gruppenpsychotherapie in der medizinischen und psychotherapeutischen Versorgung als Methode zur Behandlung seelischer und psychosomatischer Krankheiten verankert, gewann aber mehr und mehr den Ruf einer zweitklassigen Behandlungsmethode und wurde als therapeutisches Mittel zumeist, wenn überhaupt, im Sektor der stationären Patientenversorgung eingesetzt, dort allerdings oft, ohne dass die Therapeuten, die die Gruppen ausführen mussten, über die erforderlichen Qualifikationen für Gruppenpsychotherapie verfügten.

Die im Rückblick illusionären, an Gruppen gerichteten Erwartungen hatten sich zu dieser Zeit weitgehend verflüchtigt. Jetzt hatte nicht mehr eine wie auch immer geartete »Krise des Individuums« Konjunktur, sondern ganz im Gegenteil gerieten das Selbst und dessen Optimierung ins Zentrum der Aufmerksamkeit. Nicht mehr das Leben in der Gruppe und die Erprobung neuer Lebens- und Wohnformen als Ausdruck eines »allgemeinen Bedürfnisses, die Krise des Individualismus dadurch zu überwinden, dass man eine neue Kommunikationsform eröffnet, in welcher die Partner eine gemeinsame Selbstverwirklichung in einem klärenden Dialog suchen« (Straub, 2019, S. 31), standen im Vordergrund, sondern nun das Bestreben, die eigene »Mitte« zu finden und zur Entfaltung zu bringen, das »wahre Selbst« zu entdecken, sich selbst zu verwirklichen und stetig zu optimieren. Autonomie bedeutete vielfach nicht mehr Freiheit von Fremdbestimmung und Unterdrückung im Sinne von »Selbstbestimmung im Zeichen einer allgemeinen Vernunft«; stattdessen waren

> »die sogenannten ›autonomen Subjekte‹ und ›individuellen Selbste‹ vieler soziologischer und psychologischer Zeitdiagnosen eher darauf bedacht, sich ohne allzu große Rücksicht auf andere und ohne sich selbst irgendwelche Beschränkungen aufzuerlegen, zu behaupten, sich durchzusetzen und auszuleben, sich zu ›aktualisieren‹ und zu ›verwirklichen‹ […]« (ebd., S. 106).

Statt des Bemühens, für gute Lebensverhältnisse zu sorgen, wurde das »Projekt des schönen, ereignisreichen Lebens« zur Lebensaufgabe (Schulze, 1992). Dabei spielten »die Psy-Disziplinen eine wesentliche Rolle. Sie haben den psychologischen Menschen geschaffen und seine Gefühle ins Zentrum der Selbstaufmerksamkeit und eines öffentlichen Interesses gerückt, das sogar politische Fragen vornehmlich in personalisierter Gestalt behandelt« (Straub, 2019, S. 128).

Im Zuge dieser Entwicklung wurden gelegentlich auch »die Gesellschaft« und ihre Institutionen mit Begriffen und Kategorien belegt, die der Psychologie der Einzelnen entlehnt waren. Das brachte es mit sich, das ganze Gesellschaften gelegentlich als »narzisstisch« (z. B. Lasch, 1979) qualifiziert oder als Borderline-typisch oder Ähnliches gekennzeichnet wurden. Derartige Darstellungen sind geprägt von der Annahme, dass das gesellschaftliche und kulturelle Leben von Eigenschaften und Orientierungen bestimmt sei, wie sie auch für die individuelle Psychopathologie von Patienten charakteristisch sind, die als narzisstisch oder von einer Borderline-Persönlichkeitsstörung betroffen klassifiziert werden.

Für ganze Gesellschaften und gesellschaftliche Subgruppen sollten Beziehungsformen und soziale Stile charakteristisch sein, wie sie auch für das Erleben und Verhalten einzelner, in erster Linie in ihrer Persönlichkeit für schwer gestört gehaltener Kranker typisch waren – etwa deren Schwierigkeiten, auf Wechselseitigkeit beruhende zwischenmenschliche Beziehungen einzugehen und aufrechtzuerhalten.

Gesellschaftliche Verhältnisse sind jedoch nicht einfach Manifestationen der unbewussten Seele der Einzelnen oder eines gemeinsamen Unbewussten eines Kollektivs. Mit derartigen Verallgemeinerungen wird eine gesellschaftliche Homogenität unterstellt, die der Differenzierung und Heterogenität moderner Gesellschaften in keiner Weise Rechnung trägt.

In der ambulanten Patientenversorgung wurde die Verbreitung von Gruppenpsychotherapie zudem lange Zeit dadurch maßgeblich behindert, dass die Zusammenstellung einer therapeutischen Gruppe mit hohem Aufwand verbunden war. Für jeden Patienten war ein ausführlicher Behandlungsantrag zu stellen, der von einem Gutachter geprüft und bewilligt oder abgelehnt wurde – ein bei neun für die Gruppe vorgesehenen Patienten enorm aufwändiges und für den potenziellen Gruppentherapeuten kaum zumutbares Verfahren. Hinzu kam schließlich, dass Gruppentherapie schlecht honoriert wurde, obwohl bekannt war, dass Gruppenpsychotherapie eine wirksame Behandlungsmöglichkeit für psychogene Erkrankungen sein konnte.

Seit einiger Zeit haben sich die Rahmenbedingungen für die Durchführung von Gruppenpsychotherapie im ambulanten Bereich zulasten der gesetzlichen Krankenversicherungen weitgehend verändert: Jetzt ist es möglich, mehrere Patienten gleichzeitig in einer Gruppe zu behandeln, ohne dass zuvor ein ausführlicher, gut begründeter Behandlungsantrag für jeden einzelnen Patienten formuliert und einem Gutachter zur Prüfung vorgelegt werden müsste. Weiter hat der Gruppentherapeut die Möglichkeit, Patienten in sogenannten Grundversorgungsgruppen auf eine Therapie in der Gruppe vorzubereiten. Zudem wird Psychotherapie in der Gruppe so gut honoriert, dass es für Psychotherapeuten unter wirtschaftlichen Gesichtspunkten lohnend ist, anstelle von Psychotherapie im Einzelsetting mehrere Patienten in einer Gruppe zu behandeln. So wird Gruppentherapie im ambulanten Bereich mittlerweile vergleichsweise häufig angeboten. Manche niedergelassene Psychotherapeuten führen in ihrer Praxis überwiegend Gruppenpsychotherapie durch, bieten Einzelbehandlungen dagegen nur noch ausnahmsweise an.

Inwiefern das Mehr an Gruppentherapie-Angeboten im ambulanten Bereich auch mit einem vertieften Verständnis der differenzierten Vielschichtigkeit der Mehr-Personen-Situation einer Gruppe einhergeht, sei dahingestellt. Die soziale Dimension, die sich einmal als ein mit besonderen Herausforderungen einhergehendes zentrales Element von Gruppe und Therapie in der Gruppe darstellte, etwa der besondere Umstand, dass alles Geschehen in der Gruppe im Zwischen von allen Anwesenden in sozialer Interaktion in der relativen Öffentlichkeit einer Gruppe abgewickelt wird und somit immer auch soziale oder gesellschaftliche Aspekte berührt, taucht nur noch selten als ein relevantes Thema auf.

Rahmenbedingungen

Für jede Gruppe müssen Rahmenbedingungen geltend gemacht werden. Ohne dass ein Minimum an wechselseitiger Abstimmung des Verhaltens der Gruppenteilnehmer gewährleistet ist, wird es eine psychoanalytisch-interaktionelle Gruppenpsychotherapie nicht geben können.

Die Gruppenteilnehmer – meist zwischen sechs und zehn – sitzen im Kreis zusammen. Jeder kann die anderen sehen und von den anderen gesehen werden. Damit gibt es zwischen den Gruppenmitgliedern eine soziale Beziehung, die – so Simmel (2013 [1908]) – mit dem wechselseitigen Austausch von Blicken beginnt. Man hat voneinander Kenntnis genommen und zeigt sich, dass man voneinander Kenntnis genommen hat.

In der gruppenpsychotherapeutischen Arbeit mit Jugendlichen wird die Gruppentherapeutin damit rechnen müssen, dass sich ein halbwegs geordnetes Miteinander in der Gruppe nicht von selbst einstellt. Hier ist ein aktiveres und gegebenenfalls auch strukturierenderes Vorgehen erforderlich.

Für die Gruppenbehandlung sind klare Rahmenbedingungen unverzichtbar. Im Zuge der Vereinbarung von Rahmenbedingungen sollte der Therapeut mit jedem Patienten über alle Voraussetzungen und Bedingungen sprechen, die mindestens erfüllt sein müssen, damit die Behandlung so durchgeführt werden kann und sie potenziell zum Erfolg führt. Klare und unmissverständliche Vereinbarungen über Bedingungen, die für eine nützliche Therapie vorausgesetzt werden müssen, markieren Grenzen und strukturieren die therapeutische Situation. Sie vermitteln dem Gruppenteilnehmer, aber auch der Therapeutin, Orientierung und relative Sicherheit. Damit das möglich ist, müssen die Rahmenbedingungen verlässlich sein.

Auch Rahmenbedingungen für die in Aussicht stehende Behandlung sollten wie zwischen gleichberechtigten Partnern »verhandelt« werden. Der Therapeut muss für all diejenigen Bedingungen eintreten, die nach seiner Erfahrung gewährleistet sein müssen, damit eine Behandlung überhaupt möglich ist und potenziell erfolgreich verlaufen kann. Der Gruppenteilnehmer sollte ermutigt werden zu sagen, welche Bedingungen er seinerseits zu brauchen meint, um in der Therapie mitarbeiten zu können, bzw.

welche Bedingungen er seiner Erfahrung nach nicht oder nur schwer wird einhalten können.

Dabei darf der Therapeut hinter Bedingungen, die nach seiner Erfahrung unabdingbare Voraussetzung für die Behandlung sind, nicht zurückgehen. Indem der Therapeut mit dem Patienten über Rahmenbedingungen verhandelt, stellt sich heraus, ob beide sich auf einen gültigen Rahmen für die Therapie verständigen können, die sowohl der Gruppenteilnehmer tolerieren wie der Therapeut akzeptieren kann. In jedem Fall müssen beide Seiten, Patient und Therapeut, sich über Rahmenbedingungen nicht nur einigen, sondern deren Gültigkeit auch verbindlich festlegen. Die Therapie sollte nicht eher begonnen werden, als bis das erfolgt ist.

Die Rahmenbedingungen sollten Regelungen umfassen

- zum Schwerpunkt der Behandlung,
- zum Verhalten in Krisensituationen wie nicht sicher steuerbare Suizidalität, bedrohliches selbstverletzendes Verhalten, Rückfallgefährdungen bei süchtig-abhängigem Verhalten, psychotische Dekompensation,
- zum Umgang mit Medikamenten,
- zur voraussichtlichen Dauer der Therapie,
- zur vorzeitigen Beendigung der Behandlung,
- zum Umgang mit ausgefallenen Stunden und
- zu Honorarfragen.

Dazu gehört auch, dass der Therapeut sich mit dem Patienten darüber verständigt, was geschehen muss, wenn die vorab vereinbarten Rahmenbedingungen nicht eingehalten werden oder nicht eingehalten werden können.

Eine neue Gruppe beginnt

Vielleicht macht sich der Gruppentherapeut, bevor er mit einer neuen Gruppe beginnt, viele Gedanken darüber, welche Patienten er in die Gruppe aufnimmt, mit welchen Patienten die Zusammenarbeit besonders schwierig werden könnte und wie er, sollten derartige Schwierigkeiten tatsächlich eintreten, damit wird umgehen können. Sollte er den als schwierig geltenden Patienten vielleicht besser gar nicht erst in die Gruppe aufnehmen? Braucht der Patient vielleicht – eine häufig gebrauchte Rationalisierung – erst einmal eine Einzeltherapie, ehe er »gruppenfähig« ist?

Man könnte die Feststellung, dass in der eben neu beginnenden psychotherapeutischen Gruppe geschieht, was geschieht, wie die Ohnmachtserklärung eines Gruppentherapeuten lesen, der sich innerlich resigniert von der Gruppe zurückgezogen hat, weil er feststellen musste, dass nicht er es ist, an dessen Vorgaben, Hinweisen und Erläuterungen zu den Rahmenbedingungen sich die Anwesenden orientieren, die sie dann entsprechend befolgen, sondern dass es die Anwesenden selbst sind, die – mehr oder weniger unabhängig von dem Gruppentherapeuten – augenblicklich übereinkommen, was in der Gruppe wie geschieht.

> Beim ersten Zusammentreffen einer Gruppe von Teilnehmern, die zwecks Gruppenselbsterfahrung zusammengekommen sind, weiß keiner vom anderen. Nach einer minutenlangen Phase des Schweigens fragt der Gruppenpsychotherapeut:
>
> »Wollen wir nicht anfangen?« Nach einer wiederum längeren Schweigephase meint eine Teilnehmerin: »Na gut, dann fange ich mal an. Ich bin die Sonja.« Erneutes Schweigen. Dann, mit einem Seitenblick zu ihrer Nachbarin: »Luise«. So geht es weiter, die Runde der Anwesenden hindurch, einer nach dem anderen. Man nimmt, wenn auch vorerst nur als Namensträger ohne weitere nennenswerte Eigenschaften, Bezug aufeinander.
>
> Daraufhin antwortet der Gruppenpsychotherapeut, der bemerkt, dass er irritiert und ob der Wortkargheit der Anwesenden verunsichert ist: »Etwas genauer wüsste ich schon gerne, mit wem ich es zu tun habe. Das würde mir vermutlich etwas von meiner Irritation nehmen«. Keine wahrnehmbare Reaktion über das Schweigen hinaus. Keine Bewegung, keine Veränderung, abwarten – tun, was alle tun.
>
> Nach einer Weile startet der Gruppenpsychotherapeut einen zweiten Versuch in Antwort auf die lang hingezogene Bewegungslosigkeit: »Schade. Aber ich muss wohl einsehen, dass ich da nichts machen kann.«
>
> Damit drückt der Gruppentherapeut aus, dass er sich in die Gegebenheiten fügt und hinnimmt, dass der Beginn einer neuen Gruppe von den Anwesenden als ein Ereignis interpersoneller Bewegungslosigkeit gestaltet wird.

Wenn es heißt, dass soziale Wirklichkeit »hergestellt« wird, kann das nicht bedeuten, dass Gruppen und Beziehungen wie Produkte hergestellt werden, die von da an in der Welt auffindbar vorhanden sind. Als soziale Produkte sind sie nur so lange da, wie die Personen, die an der Beziehung oder Gruppe beteiligt sind, in jedem Moment ihres Zusammenseins immer und fortlaufend diese Gruppe oder diese soziale Beziehung Wirklichkeit sein lassen.

Darum wird soziale Wirklichkeit auch eine »Vollzugswirklichkeit« genannt, eine Wirklichkeit, die hergestellt wird, indem Akteure miteinander interagieren, und die als diese Wirklichkeit nicht unabhängig von dem aufeinander bezogenen Handeln der beteiligten Akteure fortbesteht (Bergmann, 1981).

Gleich, ob es sich um eine psychotherapeutische Gruppe handelt oder um Beziehungen in der sozialen Alltagswelt, indem die Anwesenden miteinander tun, was sie tun, im Vollzug ihres wechselseitigen Handelns produzieren sie eben diese bestimmte Beziehungs- oder Gruppenrealität. Das gilt in gleicher Weise für jedwede zwischenmenschliche Beziehung, bei der die Beteiligten sich wechselseitig zur Kenntnis genommen haben und sich zeigen, dass sie voneinander Kenntnis genommen haben.

Ob Beziehungen zwischen Fremden oder zwischen miteinander Vertrauten – soziale Beziehungen in einer Einrichtung im Kontext von Arbeit ebenso wie Besprechungen in Institutionen des öffentlichen Lebens, flüchtige Begegnungen ebenso wie Unterrichtsveranstaltungen mit vielen Teilnehmern, Konferenzen im kleinen Kreis von Experten ebenso wie zwanglose, informelle Zusammenkünfte, Liebesbeziehungen ebenso wie ausbeuterische Beziehungen – immer gibt es die Beziehungen nur so lange, wie diejenigen eben das tun, was eben diese soziale Wirklichkeit entstehen lässt. Sobald das nicht mehr geschieht, gibt es auch diese soziale Beziehung so nicht mehr. Soziale Wirklichkeit ist

> »nichts [...], was hinter oder jenseits von unseren tagtäglichen, wahrnehmbaren und erfahrbaren Handlungen liegt, diese gar determiniert. Der Wirklichkeitscharakter gesellschaftlicher Tatbestände ist nicht eine inhärente Eigenschaft; gesellschaftliche Tatbestände erhalten vielmehr ihren Wirklichkeitscharakter ausschließlich über die zwischen den Menschen ablaufenden Interaktionen: nur im sozialen Handeln ›verwirklicht‹ sich gesellschaftliche Wirklichkeit« (Bergmann, 1981, S. 11).

Die Feststellung allein, dass alles Geschehen – wie in jeder sozialen Situation so auch in jeder therapeutischen Gruppe – durch das konkrete Handeln aller Anwesenden zustande kommt, gibt noch keine Antworten auf Fragen nach dem Wie. Was genau tun die Beteiligten, sodass sie eben das hervorbringen, was in der Gruppe gerade geschieht? Wie und mit welchen Mitteln nehmen sie sinnhaft aufeinander Bezug? Wie bezieht sich das Erleben und Handeln des einen Mitgliedes der Gruppe auf das Erleben und Tun, mit dem der oder die nachfolgenden Teilnehmer darauf antworten? Und wie wird diese Antwort wiederum von den anderen anwesenden Gruppenmitgliedern aufgenommen und beantwortet? Auch wenn es zutrifft, dass die Anwesenden in ihrem Zusammensein in einen gleichen Gefühlszustand versetzt werden, der als eine »Matrix« für das gemeinsame Geschehen verstanden wird (Foulkes, 2019), bleibt doch auch dort die Frage, wie genau eben das geschieht. Was genau geschieht im Zwischen der Anwesenden, wenn sich das Erleben und die Gefühle der Beteiligten einander angleichen? Wie werden Erleben und Gefühle in der Gruppe vom einen zum nächsten übermittelt und in der Abwicklung von sozialer Interaktion fortgetragen?

Für die psychoanalytisch-interaktionelle Methode ist ein ständig begleitendes Thema, wie die Anwesenden Wechselseitigkeit realisieren oder gerade nicht realisieren, sodass es zu Brüchen, Konflikten und mehr oder weniger massiven Störungen in den Beziehungen kommt, und welche mikrointeraktiven Mittel es sind, die dabei zum Tragen kommen, auf die sich der Gruppentherapeut dann antwortend bezieht.

Eine Gruppentherapeutin, die ganz bestimmte Vorstellungen davon hat, was da in der Gruppe geschehen sollte, wie das geschehen sollte und in welche Richtung sich das gemeinsame Geschehen in der gerade begonnenen Selbsterfahrungsgruppe bewegen sollte – in einer Gruppe von Akteuren somit, die für einander noch Fremde oder weitgehend Fremde sind –, wird die gegenwärtige Gruppensituation nach ihren eigenen Vorstellungen wahrnehmen, wird damit aber ihren Blick vor der aktuellen interpersonellen Gegenwart in der Gruppe, die sie selbst ebenso wie alle anderen Anwesenden mitkonstituiert, ohne sagen zu können, wie sie das tut, allzu leicht verschließen. Sie wird selten dort ankommen, wo sie ihren eigenen Vorannahmen und Vorstellungen nach ankommen sollte, in der Folge vielleicht an sich selbst zweifeln und sich möglicherweise fragen, ob sie auch alles »richtig« macht, wenn die Anwesenden mit ihrem Verhalten in Szene setzen, dass sie alles andere tun werden als sich »frei« zu äußern und sich stattdessen wortkarg, abweisend und desinteressiert geben.

Derartige Selbstzweifel müssen nicht ausschließen, dass die Gruppentherapeutin ihr Erleben – eben ihre Zweifel an sich selbst – für antwortende Interventionen nutzt:

Die Gruppentherapeutin, die mit der psychoanalytisch-interaktionellen Methode arbeitet, wird sich nicht oder nicht zuerst fragen, welche unbewussten oder vorbewussten Beweggründe es sein mögen, die die Anwesenden veranlassen, sich dermaßen bedeckt und vermeidend zu verhalten, sondern wird sich bemühen, zugleich ihr eigenes Erleben möglichst genau wahrzunehmen, das sich »in Antwort« auf die Verschlossenheit der Gruppe bei ihr eingestellt hat, wie auch sich von dem Handeln der anderen Anwesenden erreichen und berühren zu lassen.

In diesem Fall hätte die Therapeutin zum Beispiel mit einer Antwort zum Ausdruck bringen können, dass es für sie nicht sonderlich angenehm sei, gleich zu Beginn einer Gruppe die Erfahrung machen zu müssen, dass man mit ihr wohl nicht viel zu tun haben wolle. Da es sich jedoch um die allerersten Züge der Anwesenden handelt, wird sie es wahrscheinlich für sinnvoller gehalten haben, erst einmal abzuwarten, wie es nach diesem ungewöhnlichen Beginn in der Gruppe weitergeht. Sie wird möglicherweise davon ausgegangen sein, dass sie ohnehin nicht in der Lage gewesen wäre, gegen das Handeln der Anwesenden zum jetzigen Zeitpunkt den Versuch zu machen, irgendeinen Einfluss darauf zu nehmen, wie die Anwesenden ihr Zusammensein untereinander, noch als Fremde, fortschreiben.

Nachdem die Gruppentherapeutin es nicht für sinnvoll gehalten hat, ihr antwortendes Erleben zur Sprache zu bringen, tritt erneut langes Schweigen ein. Scheinbar geschieht nichts. Dabei geschieht aus interaktiver Perspektive sehr viel: Alles soll erst einmal so bleiben, wie es ist. Beginnt die Gruppentherapeutin vielleicht sich angesichts dieser Situation zu ärgern, wird sie auch ihre ärgerlichen Gefühle in der initialen Situation meist nicht antwortend offenlegen, würde sie sich damit den Gruppenmitgliedern gegenüber doch gleich zu Beginn distanzierend und für die Anwesenden in der Regel schwer tolerierbar kritisch zu einem Zeitpunkt zeigen, noch bevor sich zwischen den Teilnehmern in der Gruppe halbwegs tragfähige und vertrauensvolle Beziehungen haben entwickeln können. Auch Nichts-Sagen ist eine Antwort in sozialer Interaktion. Psychoanalytiker bringen vergleichbares interaktives Geschehen meist mit Übertragungen und Gegenübertragungen in Verbindung.

Zunächst ist in einer neuen Gruppe von Beteiligten, die einander noch fremd sind, grundsätzlich alles möglich. Einige Teilnehmer fühlen sich vielleicht sicher, andere sind aufgeregt und neugierig, verstecken sich ängstlich, orientieren sich aneinander; keiner will vorangehen, manche wollen vielleicht gerade das unbedingt. Häufiger gibt in einer Gruppe von Anwesenden, die sich noch nicht kennen, die Teilnehmerin vor, die den ersten Schritt wagt oder für sich beansprucht, was im nächsten Schritt die ihr folgende Person tun wird, was wiederum bei der dann folgenden Teilnehmerin zu einem gleichen Verhalten führt. Meist halten sich Abweichungen in engen Grenzen.

Manchmal wird in einer gerade erst beginnenden Gruppe einleitend nur der Name genannt: »Ich bin der …«, seltener werden initial lange Geschichten erzählt, manchmal werden Vor- und Nachname durch einen Titel oder den Hinweis auf eine soziale Position ergänzt, manchmal schweigt – anders als alle anderen – nur ein einziger Teilnehmer. Gleich, was da wie geschieht, die Gruppentherapeutin lässt sich mit ihren Möglichkeiten davon erreichen, was geschieht, meint vielleicht, den Wunsch nach Sicherheit und Orientierung zu erkennen, fühlt sich etwas ängstlich und angespannt, zumal ja niemand wissen kann, was auf sie zukommen wird, die Anwesenden freuen sich auf die Arbeit in der Gruppe oder warten einfach nur ab, was da kommen mag usw.

Nachdem die »ersten Runden« im Zuge der gemeinsamen Interaktion abgewickelt und miteinander gestaltet wurden, steht die Frage an, wie es weitergeht. Vielleicht haben sich ein oder zwei Teilnehmer bis dahin gar nicht geäußert, ein zu Beginn nicht seltenes Vorkommnis und manchmal ein nichtbewusster Versuch, die Aufmerksamkeit der Anwesenden auf sich zu ziehen, manchmal aber auch Ausdruck des Bemühens, sich den Blicken und dem Gehör der anderen zu entziehen und sich möglichst unscheinbar zu machen. Das kann die gegenteilige Wirkung dessen haben, was damit beabsichtigt wird, vielleicht aber auch nichts von alledem. Was geschieht, geschieht.

»Was geschieht, geschieht« kommt der häufig zitierten Haltung Bions (2009) – »no memory, no desire, no understanding« – nahe, zweifellos ein Idealzustand, der im Beginn einer Gruppe mit Teilnehmern, die einander fremd sind, auch für den Gruppentherapeuten selten zu verwirklichen sein dürfte. Mehr oder weniger bedrängende Fragen – »Hätte ich jetzt vielleicht besser dieses oder jenes tun sollen?«, »War das jetzt förderlich oder nicht?«, »War dieser Deutungsversuch hier am richtigen Platz?«, »Kann ich das eigentlich bewältigen, was mir da bevorsteht?« und anderes mehr – treiben die Gruppentherapeutin oder den Gruppentherapeuten im Gedanken an Bions Empfehlung vor sich her, dieses zu tun oder jenes nicht zu tun, Absichten und Ziele sich selbst zu überlassen und scheinbar gar nichts zu tun, sich um diese oder jene Haltung zu bemühen ... Realität und Ideale klaffen anfangs mal mehr, mal weniger weit auseinander.

Nicht zu verstehen, sich nicht zu erinnern, keine bestimmten Ziele zu verfolgen – die Aufgeregtheit oder Unaufgeregtheit der Gruppentherapeutin oder des Gruppentherapeuten sind Teil des Geschehens, das sich – von außen betrachtet – als eine gemeinsam hervorgebrachte Szene darstellt. Entgegen der Empfehlung, möglichst »frei« zu äußern, was ihnen gerade in den Sinn kommt, bemühen sich die Anwesenden vielleicht, Sicherheit vermittelnden Rollenerwartungen nachzukommen, die ihnen aus anderen Alltagsbeziehungen vertraut sind, statt sich »frei« zu äußern bzw. »frei« miteinander zu interagieren. Mit der Empfehlung, ihre »freien« Einfälle zu äußern oder »frei« zu interagieren, steht ein Ideal im Raum der Gruppe, dem einige Anwesende versuchen nachzukommen, während andere nicht ahnen, wovon die Rede sein könnte, und Dritte sprudelnd ohne Punkt und Komma gleichsam aus sich herausreden, vierte sich verweigern. Und selbst

> »einander nahestehenden Personen fällt es oftmals schwer oder sie vermeiden ganz, sich dem anderen mit dem eigenen antwortenden Erleben erkennbar zu machen und sich mit dem eigenen Berührtsein durch das So-Sein und Tun des Gegenübers und dem eigenen Erleben in Antwortlichkeit auf das Gegenüber zu zeigen« (Streeck, 2023, S. 144).

Mit der Haltung, die zum Ausdruck bringt, dass anfangs in der Gruppe eben geschieht, was geschieht, versuchen die Gruppentherapeutin oder der Gruppentherapeut ihre Zweifel und Selbstzweifel, Unsicherheiten und Ängste, Überzeugungen und Ziele, ihre Erfahrungen und vermeintlichen Gewissheiten trotz aller anderslautenden Vorstellungen beiseitezuschieben und sich – manchmal entgegen ihren Idealvorstellungen – auf die Anwesenden in der Gruppe und nicht zuletzt auf sich selbst – oder zumindest auf einen Teil ihrer selbst – einzulassen. Was da in der Gruppe zu Beginn geschieht, geschieht.

Das Geschehen im Zwischen und implizites Beziehungswissen

Antworten werden nicht ausschließlich mit Worten ausgedrückt. Ganz im Gegenteil: Wer beobachtet, wie Leute im sozialen Alltagsleben sich verhalten, wenn sie miteinander kommunizieren, wird rasch davon überzeugt sein, dass nicht-bewusstes Verstehen zu einem erheblichen Anteil auf der wechselseitigen leiblichen Präsenz der Beteiligten beruht. Mit ihrer Leiblichkeit zeigen sich die Akteure ihr momentanes Erleben, indem sie miteinander kommunizieren, meist ohne genau sagen zu können, was sie da eigentlich wie tun.

In der wohlbegründeten und empirisch gestützten Annahme, dass es die Anwesenden selbst sind, bei denen alles, was in der Gruppe zwischen ihnen geschieht, seinen Ursprung hat, und somit auch das Geschehen im Zwischen von den Anwesenden selbst in der Gruppe im Zuge ihrer sozialen Interaktion in jedem Moment produziert wird, folgt der Gruppentherapeut den Schritten der Gruppenteilnehmer, die die gegenwärtige Realität der Gruppe produzieren. Er kann nicht schon vorab besser als die Anwesenden in der Gruppe »wissen«, was genau das ist, das da geschieht, oder was das seinem begrifflichen oder theoretischen Wissen zufolge doch eigentlich sein müsste. Zwar verfügen die Gruppenteilnehmer über das »Wissen«, dessen es bedarf, um die soziale Realität hervorzubringen, an der sie gerade teilnehmen, aber dieses »Wissen« ist nicht in erster Linie kognitives Wissen, sondern zu einem beträchtlichen Anteil prozedurales implizites Wissen oder implizites Beziehungswissen, das mehr Ähnlichkeit mit einem Können hat als kognitives Wissen.

Die Beteiligten in der Gruppe verfügen über die Fähigkeit, diese jeweilige soziale Wirklichkeit hervorzubringen, ohne dass sie wissen, wie sie von dieser Fähigkeit Gebrauch machen. Sie können das, ohne dass sie wissen, *wie* sie das können (Streeck, 2000; 2020). Soziale Realität einschließlich der sozialen Realität therapeutischer Gruppen geht aus Fähigkeiten hervor, die den Teilnehmern an der Gruppe selbst nur begrenzt als solche bewusst sind und damit nicht sprachfähig werden können, ohne ihren Charakter als prozedurales oder implizites Beziehungswissen zu verlieren (ebd.). Insofern unterscheidet sich die psychoanalytisch-interaktionelle Methode von der Gruppenanalyse wohl am eindeutigsten durch die andere Richtung, die der Blick der gemeinsamen Arbeit in der Gruppe nimmt – statt auf die psychische unbewusste Binnenwelt auf der Seite der Gruppenanalyse gerichtet zu sein, geht es in der psychoanalytisch-interaktionellen Gruppentherapie um die interaktive und kooperative Herstellung von »Gruppe« und Gruppentherapie.

Psychoanalytisch auf der einen Seite, interaktionell auf der anderen. Zum einen der Blick auf sich selbst und die eigene seelische Binnenwelt wie in der Psychoanalyse, zum anderen der Blick auf Interaktion, auf soziale Interaktion.

Psychotherapeuten sind es gewohnt, vom Einzelnen her zu denken: Was der Einzelne erlebt, wie er handelt oder sich in sozialen Situationen verhält, führen sie in aller Regel auf – meist unbewusste – individuelle Erfahrungen und Handlungsbereitschaften zurück, auf das individuelle Erleben, auf Gefühle oder Absichten der Einzelnen.

Dass Beziehungen ein ums andere Mal scheitern, wird oftmals als eine Folge kindlicher Entbehrungs- und Mangelerfahrungen und als Auswirkung der Verinnerlichung pathologischer Beziehungserfahrungen verstanden (Kernberg, 2000). Die so häufige Tendenz, in Auseinandersetzungen zu geraten, die von gewaltbereitem Verhalten bedroht sind, wird dann beispielsweise nicht als ein Geschehen aufgefasst, das im Zwischen von Beteiligten hervorgebracht wird, sondern dahingehend, dass die eine Person sich auf eine Weise verhält, die allein das interpersonelle Geschehen gestaltet und ausgestaltet, und etwa mit dem Umstand erklärt, dass diese betroffene Person nicht in der Lage ist, aufgrund einer Ich-Schwäche, einer Borderline-Persönlichkeitsstörung oder Ähnlichem ihre aggressiven Gefühle und Impulse zu kontrollieren und zu steuern.

Auch wenn in Beziehungsstörungen Versuche einzelner Patienten gesehen werden, »aus einem intrapersonalen Konflikt einen interpersonellen zu machen« (Sachsse, 2002, S. 227), also gerade den Einzelnen für ein interpersonelles Problem verantwortlich zu machen, das doch gerade in Interaktion hervorgebracht wurde, liegt dem die kontrafaktische Vorstellung zugrunde, dass es der Einzelne ist, dessen Erleben und Handeln das interpersonelle Geschehen erklären können. Das Soziale und dessen Störungen werden damit auf intrapsychische Bereitschaften zurückgeführt. Verallgemeinernd würde das bedeuten, dass das Soziale aus der psychischen Binnenwelt hervorgeht und nicht umgekehrt das Soziale primär ist und die psychische Binnenwelt ihren Ursprung im Sozialen hat.

Eine einzelne Person kann keine interpersonelle Störung oder »Störung des Sozialen« haben. Interpersonelle oder Störungen des Sozialen sind, wie mit »interpersonell« zum Ausdruck gebracht, *zwischen* Personen angesiedelt, setzen dementsprechend die Beteiligung von mindestens zwei Akteuren voraus. Die Beteiligung von zwei oder mehr Akteuren meint, dass die zwischen den Personen sich manifestierende Störung von beiden oder allen Beteiligten hervorgebracht wird. Das ist unabhängig davon, wie genau die einzelnen Akteure daran beteiligt sind und sich verhalten, sie haben die Beziehung oder die Beziehungen mit hervorgebracht – mit ihren Aktivitäten, ihrem leiblichen Tun, ihrem Schweigen und ihren Worten.

Psychotherapeuten, die es gewohnt sind, einzelne Patienten orientiert an der Psychoanalyse zu behandeln, tun sich oft schwer, das Soziale, also das im Zwischen von Akteuren konstituierte Geschehen als Soziales zu erkennen und anzuerkennen. Sie sehen in einem von allen in einer Situation Anwesenden in jedem Moment gemeinsam hervorgebrachten Geschehen leicht eine Abfolge von Handlungen, die die beteiligten Akteure jeweils einzeln und nacheinander produzieren, ohne dass ihr individuelles Tun mit dem Tun des oder der anderen verbunden wäre: Die eine Person tut etwas, daraufhin tut die nächste Person ihrerseits etwas, was wiederum die dritte Person veranlasst ... usw. Das Soziale würde dann bedeuten: Die Summe des je individuellen Verhaltens von Anwesenden.

Das Soziale, zwischenmenschliche Beziehungen sind jedoch nicht hinreichend zu verstehen ohne zu realisieren, dass in jeder sozialen Situation und so auch in jeder therapeutischen Gruppe die Situation in jedem Moment die Spuren des Verhaltens aller Anwesenden trägt, gleich, wie die Einzelnen in Anwesenheit der anderen sich wie verhalten. Jedes Tun jedes Einzelnen steht nicht für sich allein. Was im Zusammensein wie in einer therapeutischen Gruppe jeder Anwesende tut, geschieht im Kontext vorangegangenen Tuns aller anderen und ist selbst wiederum Kontext für nachfolgendes Geschehen. In sozialer Interaktion ist – mit anderen Worten – jedes Tun nicht beliebig, sondern auf den und die anderen sinnhaft bezogen.

> In einer psychoanalytisch-interaktionellen Gruppe unterhalten sich drei Männer über Ergebnisse von Fußballspielen am Wochenende. Eine Patientin hält die Augen geschlossen, als schlafe sie. Zwei andere Patientinnen werfen sich mehrfach schweigend lächelnd und mit hochgezogenen Augenbrauen Blicke zu, mit denen sie das Gespräch über Fußball zu kommentieren scheinen. Sie lächeln nicht einfach aus sich heraus, weil jeder von ihnen gerade zum Lächeln zumute ist, sondern sie nehmen mit ihrem Lächeln Bezug auf das Verhalten der drei fußballinteressierten Männer. Und wenn im nächsten Schritt das Gespräch über Fußball abbrechen sollte, dann geschieht das nicht, weil das Thema plötzlich und grundlos nicht mehr von Interesse ist. Dass die drei das Thema in diesem Moment fallen lassen, ist vielmehr sinnhaft auf das Verhalten der drei an Fußball nicht sonderlich interessierten Mitpatientinnen bezogen. Im Fortgang der gemeinsamen Situation wird sich zeigen, wie die Beteiligten zu einer »Lösung« der bis hierher von den Anwesenden gestalteten Situation kommen:

> Vielleicht wird es zu einem offenen Streit darüber kommen, ob Fußball ein angemessenes Thema für eine therapeutische Gruppe ist, vielleicht wird die spannungsreiche Situation von allen Anwesenden nach außen hin ignoriert und man einigt sich unausgesprochen statt einen Konflikt auszutragen darauf, jede mögliche Kontroverse zu ignorieren und zu verleugnen. Vielleicht beenden die drei Fußballinteressierten auch das Thema »Fußballergebnisse«, zeigen sich beschämt, schweigen und überlassen das Feld den Frauen.

Das Verhalten in der Situation ist sinnhaft auf vorangegangenes Verhalten bezogen, dessen Spuren es gleichsam in sich trägt, in diesem Sinn »Antwort« auf das vorangegangene Verhalten. Und diese »Antwort« ist wiederum Kontext, innerhalb dessen sich die Bedeutung des nachfolgenden Verhaltens erschließt, das seinerseits »Antwort« auf die zuvor gezeigte »Antwort« ist usw.

In welche Richtung sich die gemeinsame Situation jeweils weiterentwickelt, ist keine Frage individueller Entscheidungen, sondern des Zusammenspiels aller an der Gruppe Beteiligten. Psychotherapeuten, die in manifestem Verhalten vorrangig den Ausdruck von innerseelischen un- oder vorbewussten individuellen Dispositionen erkennen, neigen dann dazu, interpersonelle Störungen allein mit solchen individuellen, ins Unbewusste abgewiesenen Erfahrungen der frühen Kindheit in Verbindung zu bringen, die ein ums andere Mal aktualisiert werden und dann vermeintlich das interpersonelle Geschehen bestimmen.

Ein Beispiel dafür wäre: Was Hilde dort tut, zeigt ihre fortbestehende Neigung, sich von mütterlichen Objekten abhängig zu machen, die sie für ihre Zwecke in Gebrauch zu nehmen versucht; das ständige Bemühen, sich in den Mittelpunkt zu stellen und auf sich selbst aufmerksam zu machen, dokumentiert das labile Selbstwertgefühl und die narzisstische Bedürftigkeit der Patientin, die auf einen Mangel an Spiegelungserfahrungen in der frühen Kindheit zurückzuführen sind.

Eine »Störung des Sozialen« würde als Niederschlag individueller psychischer Dispositionen angesehen werden, während das Soziale, also das im Zwischen von Akteuren produzierte Geschehen, unverstanden bliebe.

Interpersonelle oder intersubjektive Interaktion ist das Grundelement alles Sozialen, des sozialen Alltagslebens. Das Soziale ist eine Realität besonderer Art: Es gibt kein Soziales, das für sich genommen irgendwo vorhanden wäre. Es gibt alles Soziale nur so lange, wie die Menschen, die da miteinander zu tun haben, eben das tun, was sie gerade tun und wie sie das tun. Geschieht das nicht, gibt es auch dieses Soziale so nicht mehr.

Es gibt – mit anderen Worten – keine soziale oder gesellschaftliche Realität ohne das konkrete Handeln der beteiligten Gesellschaftsmitglieder. Ebenso gibt es keine psychoanalytisch-interaktionelle Gruppe unabhängig vom aufeinander bezogenen Handeln derer, die da in der Gruppe zusammen sind. Darum ist zum Verstehen von Gruppen, von Beziehungen und – allgemein – des Sozialen unabdingbar, den Blick nicht allein auf psychische Binnenwelten zu richten, sondern auch auf den oder die anderen als Gegenüber und Mitakteure. In »Wechselwirkung« mit diesem oder diesen anderen werden diese Gruppe und diese sozialen Beziehungen hervorgebracht. Der oder die andere zeigt mir mit seinem bzw. ihrem nachfolgenden Verhalten, was das für ihn oder sie »ist«, was ich da zuvor getan und wie ich das getan habe. Und ich führe dem anderen mit meinem Verhalten, das dessen Verhalten nachfolgt, vor, was das für mich »ist«, was er mir da gezeigt hat, woraufhin im nächsten Schritt wiederum mein Gegenüber mir zeigen wird ... usw. Das ist »soziale Interaktion«, ein fortschreitender Prozess, abgewickelt im »Wechselverhältnis« sinnhaft aufeinander bezogenen Handelns der Anwesenden.

Die Mittel, mit denen Akteure soziale Beziehungen produzieren, an denen sie selbst zugleich teilnehmen, liegen nicht immer offen auf der Hand. Ganz im Gegenteil werden soziale Beziehungen meist – und zumindest immer auch – mit subtilen, fein granulierten leiblichen, körperlichen und sprachlichen Mitteln abgewickelt, die sich zu einem nennenswerten Teil der bewussten Aufmerksamkeit der Akteure entziehen. Die Beteiligten tun, was sie tun, oft ohne zu wissen, was sie da wie tun (Streeck, 2015). Das Wissen, auf das sie sich stützen, indem sie das tun, wenn sie eine Gruppe gestalten, eine Beziehung eingehen oder daran scheitern oder in anderer Weise am sozialen Alltagsleben teilnehmen, ist so gut wie immer auch und häufig vorrangig implizites Wissen.

Implizites Wissen lässt sich nicht ohne Weiteres in explizites erzählbares – deklaratives – Wissen »übersetzen«. Geschieht das, etwa in der Absicht, das implizite Wissen durch Worte zu ersetzen, handelt es sich um explizites oder deklaratives Wissen; das Wissen verliert somit seine Eigenschaften als implizites Wissen bzw. implizites Beziehungswissen. Implizites Beziehungswissen ist einem Können meist ähnlicher als explizites Wissen. Kennzeichnend für implizites Wissen und – wenn es um soziale Beziehungen und soziale Interaktion geht – implizites Beziehungswissen ist, dass es sich im Vollzug zeigt, indem davon Gebrauch gemacht wird, »im Vollzug« – beim Fahrradfahren, beim Tanzen, in der Gruppenpsychotherapie oder im sozialen Alltagsleben im informellen Zusammensein mit anderen.

Das hat praktische Konsequenzen. Um das Geschehen in einer psychoanalytisch-interaktionellen Gruppenpsychotherapie zu erkennen und zu untersuchen, was die Anwesenden in der Gruppe wie tun, damit das Miteinander gerade so verläuft, wie das der Fall ist, oder was genau dazu geführt hat, dass sich die Beziehung in diese Richtung fortbewegt, reicht der Blick auf individuelles Erleben, auf Gefühle, Absichten, Handlungsbereitschaften oder Gedanken jedes der beteiligten Anwesenden nicht aus. Zu erkennen und zu verstehen, wie das geschieht, verlangt den Blick auf das Zwischen. Im Zwischen ist jedes Erleben und Verhalten des einen untrennbar mit dem Erleben und Verhalten des oder der anderen verschlungen.

Soziale Interaktion und Wissen

Das »Wissen«, von dem die Anwesenden Gebrauch machen, wenn sie miteinander interagieren, auch wenn sie sich dessen nicht bewusst sind, wie sie das tun, ist immer auch nicht-sprachfähiges und damit nicht-bewusstes Wissen. Seinem nicht-sprachfähigen Charakter entsprechend gehört dieses »Wissen« jenem »Wissen« an, das Polanyi (1969) »implizites Wissen« genannt hat. Implizites Wissen unterscheidet sich nicht kategorial von explizitem Wissen, beide Wissensbereiche gehen fließend ineinander über, ohne dass es immer möglich wäre, die Frage eindeutig zu beantworten, welcher Bereich hier gerade den Ton angibt. Da gibt es auf der einen Seite explizites Wissen, das im wissenschaftlichen Bereich die Diskussionen bestimmt, auf der anderen Seite gibt es das implizite Wissen, das in seiner ausgeprägten Form meist auch mit leiblichen, nicht-sprachlichen Mitteln zum Ausdruck gebracht wird, im sprachlich-expliziten Ausdruck jedoch keinen oder einen nur angedeuteten Platz findet. Indem sie zuallererst in ihrer Leiblichkeit füreinander präsent sind, nehmen die Akteure einander in ihrem leiblichen So-Sein wahr und können einander dann – meist nicht-bewusst – verstehen.

»Wahrnehmen ist weder eine Aktivität des Gehirns noch ein Vorgang in einer mentalen Innenwelt, sondern eine aktive Auseinandersetzung von Lebewesen mit ihrer Umwelt, oder kurz: Wahrnehmung ist Interaktion« (Fuchs, 2016, S. 68). Soziale Interaktion kennzeichnet das Geschehen zwischen beteiligten Subjekten, das intersubjektive Geschehen. Interaktion soll jedoch nicht nur »den Interaktionsprozess umfassen«, sondern darüber hinaus »der Komplexität der leiblichen, erfahrungsmäßigen, existenziellen und historisch-soziokulturellen Subjektivität Rechnung tragen« (Fuchs & de Jaegher, 2009, S. 460; Übers. U. S.).

Und nicht grundlegend anders geschieht das häufig auch, solange die Anwesenden in der Gruppe füreinander mehr oder weniger Fremde sind, die sich allmählich miteinander vertraut machen. Auch wenn die eine schon das eine oder das andere über eine Mitpatientin weiß, ändert das die Verhältnisse nicht grundlegend. Was in dieser oder in jener Gruppe anfangs geschieht, geschieht eben, ob die Verhältnisse so sind oder anders. Die Anwesenden gemeinsam konstituieren ihre Gruppenrealität mit den interaktiven Mitteln und Möglichkeiten, die ihnen in dieser Situation verfügbar sind.

Zur Haltung des Psychotherapeuten in der psychoanalytisch-interaktionellen Gruppentherapie

Zu unterstreichen, dass in der Gruppe zumindest anfangs geschieht, was eben geschieht, ist weder Ausdruck von Gleichgültigkeit noch von Resignation. Im Gegenteil: Die Gruppentherapeutin akzeptiert und anerkennt, was die Anwesenden – ihre eigene Person eingeschlossen – da tun. Darin drückt sich ihre grundlegende Haltung aus, mit der sie das Geschehen in der Gruppe von Beginn an begleitet. Auf der Grundlage dieser Haltung nimmt die Gruppentherapeutin vielleicht wahr, dass sich seit dem letzten Zusammentreffen in der Gruppe nicht viel verändert zu haben scheint. Nur »Kleinigkeiten« sind seither nicht mehr ganz so geblieben wie zuvor – die beiden Teilnehmerinnen, die zuletzt im Gespräch miteinander waren, sind stiller geworden, ein dritter Teilnehmer setzt sich anders als zuvor aktiv dafür ein, dass Frau J. ihre Geschichte zu Ende erzählt. Ansonsten bleibt alles beim Alten. Die grundlegende Haltung der Gruppentherapeutin verändert das nicht. Sie nimmt wahr, was die Teilnehmerinnen und Teilnehmer hervorbringen, aufmerksam, neutral, aber resonanzbereit, ohne eigene Ziele zu verfolgen, wohl aber mit dem Blick darauf, was aus den scheinbar geringfügigen Veränderungen hervorgehen wird, ob sich für die Anwesenden neue Wege eröffnen, oder ob die sich andeutenden Veränderungen eventuell zu beunruhigend sind, als dass ihnen mit nächsten Schritten weiter nachgegangen werden könnte, oder ob irgendetwas anderes möglicherweise eine Rolle dabei spielt, dessen Bedeutung der Gruppentherapeutin bislang noch verschlossen ist.

Manchmal spielen sich innerhalb von kurzer Zeit wiederkehrende und stabile Muster in den Beziehungen der Teilnehmer untereinander ein.

Eine Teilnehmerin berichtet von ihren Erfahrungen, die anderen scheinen ihr aufmerksam zuzuhören und ihr »mit Rat und Tat« zur Seite zu stehen. Manchmal äußern die anderen sich nicht minder gleichförmig mit dem Ausdruck von Mitgefühl und Bedauern – das eine wie das andere scheint sich zu normativen Erwartungen oder sozialen Normen zu verdichten, ohne dass die Gruppentherapeutin erkennen könnte, wo sich ein Ausgang aus dieser »normativen Übermacht« finden ließe. Dem sehen sich vor allem Psychotherapeuten gegenüber, die – noch wenig erfahren in der therapeutischen Arbeit mit Gruppen – kaum Zeit erübrigen können, sich in der gebotenen Ruhe mit der anspruchsvollen Anforderung auseinanderzusetzen, anzuerkennen, dass in der Gruppe geschieht, was eben geschieht, und zugleich dafür aufmerksam zu sein, wo die sich andeutenden Wege hinführen könnten, oder aber sich ihrer Ratlosigkeit angesichts der ihnen ganz und gar verschlossen erscheinenden Wege zu stellen.

Die Haltung, die die Gruppentherapeutin in der psychoanalytisch in teraktionellen Gruppenpsychotherapie einnimmt, lässt sich am ehesten charakterisieren als die Haltung einer realen Person im Gegenüber, die berührbar und für den anderen erreichbar ist, auf Interaktion, Wechselseitigkeit und interpersonellen Austausch eingestellt, immer aufmerksam dafür, was hier gerade geschieht und wie und mit welchen Mitteln die Beteiligten ihre gegenwärtigen Beziehungen in der Gruppe hervorbringen. Offen und berührbar zu sein für das hörbare und sichtbare Geschehen zwischen den Anwesenden in der Gruppe dürfte eine geeignete Voraussetzung dafür sein, zu verstehen, was da in der Gruppe »gerade los ist«. Die Gruppentherapeutin ist für die Teilnehmer reales Gegenüber, eine lebendige eigenständige andere Person, und nimmt als eine immer präsente, offene und für den wechselseitigen Austausch erreichbare Mitakteurin an dem Gruppengeschehen teil, das sie zugleich selbst mitgestaltet. In Aktionismus zu verfallen wäre für diese Situation zweifellos keine gute Lösung.

Warum überhaupt Antworten?

Antworten als soziales Handeln wurde in der Psychotherapie ausdrücklich erstmals Ende der 1970er Jahre mit der Entwicklung der psychoanalytisch-interaktionell genannten Gruppentherapie beschrieben (Heigl-Evers & Heigl, 1973) und als ein behandlungstechnisches Mittel verstanden. Antworten sollten Patienten, deren Problematik als Folge von strukturellen oder Ich-Defiziten aufgefasst wurde, dazu verhelfen, eingeschränkte oder defizitäre Ich-Funktionen nachzuentwickeln. Mittlerweile geht die Bedeutung von Antworten im psychotherapeutischen Kontext darüber hinaus; Antworten werden überall dort relevant, wo es in Behandlungen um Störungen in zwischenmenschlichen Beziehungen und im Weiteren um Probleme im sozialen Leben und Zusammenleben geht.

Antworten sind mehr als ein behandlungstechnisches Mittel. Antworten in einem weiteren Sinn sind ein Grundzug von Sozialität und zwischenmenschlichen Beziehungen. Mit Antworten in einem weiteren Sinn sind zugleich Phänomene angesprochen, die unter Begriffen wie Antwortlichkeit, soziale Interaktion und Mikrointeraktion, Intersubjektivität, Interpersonalität, das Zwischen, körperliches Wissen, Leiblichkeit, Zwischenleiblichkeit und Resonanzbeziehungen dargestellt werden und zum Verständnis von interpersonellen oder intersubjektiven Beziehungen und der Herstellung von sozialer Realität kaum verzichtbar sind (Streeck, 2023, S. 134).

Meist beginnen Beziehungen mit dem Austausch von Blicken. Mit dem Austausch von Blicken haben die Akteure einander gezeigt, dass sie voneinander Kenntnis genommen haben. Sie sind – wie flüchtig auch immer – eine Beziehung miteinander eingegangen. Manchmal beginnen Beziehungen mit einer einfachen Frage. »Können Sie mir bitte sagen, wie ich zur Stadthalle komme?« ist eine einfache Frage, die zu einer Antwort auffordert (Waldenfels, 2016, S. 320), und zwar zu einer Antwort, die sich auf einen Sachverhalt bezieht, den Weg zur Stadthalle. In der Regel hat die Person, die die Frage stellt, kurz zuvor zu ihrem Gegenüber hingesehen, und die adressierte Person hat zurückgeblickt. Mit der Antwort auf die einfache Frage nach dem Sachverhalt wird die Beziehung meist gleich wieder beendet sein. So flüchtig diese momentane Beziehung auch ist, die mit der einfachen Frage nach dem Weg zur Stadthalle zwischen den Akteuren konstituiert wurde, kann die momentane Beziehung mit der Anfrage nicht *irgendeinen* weiteren Verlauf nehmen.

Die Anfrage nach dem erfragten Sachverhalt initiiert eine momentane Beziehung zwischen den beiden Akteuren, die eine einfache Antwort verlangt wie zum Beispiel »200 Meter geradeaus, dann rechts«. Würde die angesprochene Person beispielsweise antworten: »Warum wollen Sie das denn wissen?«, und die Frage vom Gegenüber damit nicht als Aufforderung zu einer Information über einen Sachverhalt behandeln, sondern eine Begründung oder Rechtfertigung einfordern, würde das bei der angefragten Person meist zu Verwunderung und einigem Befremden führen. Auch mit einer einfachen Frage wird eine momentane Beziehung konstituiert, die nicht jedwede Antwort zulässt. Die antwortende Person ist in der Regel ihrerseits dazu aufgefordert, sich auf die Angabe eines Sachverhaltes zu beschränken.

Ist das nicht der Fall, würde die Beziehung, die mit der einfachen Frage und der eingeforderten Information begonnen hat, von den Beteiligten momentan als gestört erlebt. Die Person, die dazu aufgefordert hatte, ihr den Weg zur Stadthalle zu zeigen, wird sich angesichts der Rückfrage am ehesten verwundert zeigen, sich auf den Arm genommen fühlen und sich vielleicht fragen, wie es um den Geisteszustand ihres Gegenübers steht und wird sich wahrscheinlich kopfschüttelnd abwenden und die Beziehung damit beenden.

In der Öffentlichkeit abgewickelt wäre mit einiger Wahrscheinlichkeit damit zu rechnen, dass als Antwort auf die irritierende Rückfrage das Zusammentreffen mehr oder weniger abrupt beendet wird. Obwohl der Fragesteller seinerseits seinem Gegenüber vielleicht mit einer beleidigenden Antwort gerne zeigen würde, was er von dessen Verhalten hält, wird er in der Öffentlichkeit in der Regel darauf verzichten, um nicht unnötiges Aufsehen zu erregen.

So flüchtig die in der Öffentlichkeit abgewickelte Situation auch bleibt, trifft auch dafür zu, dass die Beziehung nicht von einer Person allein »gemacht« wird. Ob einzelne Teilnehmer sich nach außen hin aktiv oder passiv zeigen, schweigen oder reden, sich zugewandt oder desinteressiert geben – sie tragen mit ihrem Verhalten dazu bei, im Zuge ihrer Interaktion die Gruppe ebenso hervorzubringen wie das gerade geschieht. Sie sind Teilnehmer und Mitgestalter in einem.

Als Antwortender ist der Psychotherapeut im Verhältnis zum Patienten anderes Subjekt, ein anderer, der seinem Gegenüber darlegt, wie er sich in der gemeinsamen Beziehung angesprochen und berührt fühlt oder sich als anderes Subjekt gerade nicht gesehen erlebt. Seine Antworten im weiteren Sinne von »responses«, von Antworthandlungen, kann er mit Worten ausdrücken, unter geeigneten Umständen kann auch der selektive nichtsprachlich vermittelte Ausdruck seines antwortenden körperlichen Erlebens im Vordergrund stehen.

Antworten sind nicht gleichzusetzen mit der Gegenübertragung in der Psychoanalyse. Die Gegenübertragung trägt zu einem vertieften Verständnis der unbewussten psychischen Realität des Analysanden bei. Demgegenüber weisen Antworten nicht in eine vertikale Richtung in die Tiefe eines individuellen Unbewussten, auf das sich die Gegenübertragung des Analytikers bezieht, sondern Antworten weisen in einer horizontalen Dimension auf die Beteiligung des anderen an sozialer Interaktion in der Gruppe und auf das nicht bewusste implizite Wissen, das darin zur Geltung kommt. Sie beziehen sich somit auf das Zwischen, das ebenfalls in weiten Teilen nicht bewusst ist. Antworten werden darum auch zum Verständnis von sozialer Interaktion und zwischenmenschlicher Beziehungen des anderen genutzt. Was die Gruppe – im therapeutischen Kontext – tut und wie die Gruppe das tut, wird somit nicht mit der Absicht aufgegriffen, die unbewusste psychische Binnenwelt des jeweils Einzelnen bewusst zu machen, sondern den Blick für den anderen – genauer: für die Wirkung des Tuns und Lassens auf den anderen – zu unterstützen und damit zur Entwicklung von sozialer Kompetenz sowie der Erweiterung der Möglichkeiten in der Gruppe beizutragen, am sozialen Leben teilzunehmen.

In der Psychoanalyse wurde die Mitteilung von eigenem Erleben des Analytikers gegenüber dem Analysanden gelegentlich als Selbstenthüllung (»self-disclosure«; z. B. Mills, 2017) und Agieren zurückgewiesen. Der Analytiker verstoße damit gegen grundlegende psychoanalytische Positionen, zumal gegen die Anforderung, sich in jeder Hinsicht neutral zu geben, wenn er sein antwortendes Erleben dem Analysanden mitteilte. Antworten und Antwortlichkeit in der hier gemeinten Bedeutung haben jedoch mit

»self-disclosure« wenig gemeinsam. Antworten sind eine umschriebene und selektive Äußerung, über die die Gruppe erfährt, wie sich das aktuelle soziale Handeln auf das gegenwärtige Miteinander auswirkt. Sie sind keine »self-disclosure«-Mitteilungen von persönlichen Dingen an die Gruppe. Zwischen Mitteilungen, die ihren Platz in der privaten Welt des Analytikers haben, und selektiven Äußerungen im Sinne von Antworten in einem weiteren Sinne, die bestimmte Aspekte der Resonanz gezielt zur Sprache bringen würden, wurde jedoch kaum jemals differenziert. Insbesondere bezogen auf strukturelle Störungen haben Antworten einen entwicklungsförderlichen Charakter. Der Erfahrung eines abwesenden Objekts in der frühen Entwicklung wird die neue Erfahrung eines präsenten antwortenden Gegenübers entgegengesetzt.

Soziale Beziehungen im Gruppenkontext

Für soziale Beziehungen ist nicht ausschließlich das subjektive Erleben der Beteiligten bestimmend. Auch der Kontext, in dem die Beziehungen abgewickelt werden, bleibt nicht ohne Auswirkungen darauf, wie diese Beziehungen verlaufen. Unter den Blicken einer anonymen Öffentlichkeit werden die Anwesenden sich meist anders zueinander verhalten als dann, wenn sie sich in einem als privat definierten Raum bewegen.

Wenn von »Kontext« die Rede ist, wird das manchmal dahingehend verstanden, dass der Kontext außerhalb des Erlebens und Handelns der Beteiligten einfach da ist – etwa in Gestalt der materiellen, situativen Umgebung. Ob ein Kontext für die beteiligten Akteure und deren Beziehungen relevant ist oder nicht, wird – wie die Beziehung selbst – von den Beteiligten im Vollzug ihrer Interaktion als Kontext definiert und relevant gemacht. Was der Kontext ist, ist der Situation somit nicht inhärent, sondern wird von den Anwesenden selbst »definiert«.

Anders würde eine momentane Beziehung wahrscheinlich verlaufen, wenn eine Mutter und ihr 13-jähriger Sohn sich in der Wohnung begegnen und der Sohn nach der Uhrzeit fragt: »Wie spät isses?« Würde die Mutter antworten und zurückfragen: »Halb drei. Warum willste das denn wissen?«, geriete die momentane Beziehung zwischen Mutter und Sohn zwar im nächsten Moment wahrscheinlich in Anspannung und könnte zu einer Auseinandersetzung führen, wie sie sich in der Vergangenheit schon einige Male zuvor zwischen den beiden wiederholt hat. Die Antwort der

Mutter »Warum willste das denn wissen?« hätte bei ihrem adoleszenten Sohn vielleicht die Erfahrung bestätigt, dass seine Mutter ihm nicht vertraut, und sie hätte damit riskiert, dass die Begegnung in eine ungewollte Richtung verläuft.

Antworten sind die herausragenden Bausteine von zwischenmenschlichen Beziehungen. »Jede Äußerung innerhalb einer Gesprächsfolge läßt sich als Antwort auf die vorhergehende Äußerung interpretieren« (Waldenfels, 2016, S. 100).

Andere scheinbar einfache Fragen tun etwas anderes als nur eine Information einzufordern:

> »Haben Sie das wirklich gesagt?«, fragt die Gruppenteilnehmerin den Gruppentherapeuten. Der merkt, dass die Art und Weise, wie die Teilnehmerin ihre Frage an ihn richtet, mehr bei ihm hinterlässt als die Bereitschaft, nur wie auf eine einfache Frage mit einem »ja« oder »nein« zu antworten. Er fühlt sich leicht angespannt, als komme da eine Infragestellung oder gar Drohung auf ihn zu, und er antwortet: »Ich werde bei Ihrer Frage etwas vorsichtig, was ich und wie ich Ihnen antworte. Höre ich das richtig, dass Sie mehr von mir hören wollen als nur ein einfaches ›ja‹ oder ›nein‹?«

Antworten enden nicht bei dem Gruppenpsychotherapeuten. Der Therapeut in der Gruppe ist einer unter anderen Teilnehmern in leiblicher Präsenz. Was in der Gruppe zwischen den Beteiligten wie geschieht, wird in der Regel zwar mit besonderer Aufmerksamkeit verfolgt, ist für die Beziehungen in der Gruppe jedoch in keiner Weise allein entscheidend.

Auf die Antwort der Teilnehmerin hin, die die Frage an den Therapeuten gerichtet hat, antwortet der Gruppentherapeut. Und was der Gruppentherapeut gesagt hat, wird wiederum von einer oder mehreren Gruppenteilnehmerinnen mit ihrem nächsten Tun beantwortet, indem sie ihren nächsten interaktiven Zug abwickeln, woraufhin die Teilnehmerin, die gefragt hatte, ihrerseits in irgendeiner Weise reagiert. Das ist soziale Interaktion, in deren Vollzug Beziehungen abgewickelt und gestaltet werden.

> Die Gruppenteilnehmerin, an die der Gruppentherapeut seine Vergewisserung, ob er da richtig gehört hat, dass die Teilnehmerin mehr von ihm hören will als ein einfaches »ja« oder »nein«, meint dar-

aufhin: »Nee, wieso, ich habe doch nur gefragt, ob Sie das tatsächlich gesagt haben.«

Th.: »Ja, und ich habe Ihnen daraufhin geantwortet, dass Ihre Frage auf meiner Seite mehr bewirkt hat und mich nicht nur als eine einfach zu beantwortende Frage erreicht hat, sondern mich auch vorsichtig gestimmt hat.«

Pat.: »Und wieso?«

Th.: »Kann ich gar nicht so eindeutig sagen. Irgendwie so, als wollten Sie mir mit Ihrer Frage auch mitteilen, dass das doch wohl ziemlich unmöglich ist, dass ich so etwas gesagt habe. Liege ich damit denn so ganz daneben?«

(minutenlanges Schweigen)

Pat.: »Ich musste gerade daran denken, dass mir vor einiger Zeit mal eine gute Bekannte gesagt hat, dass ich immer so skeptisch und misstrauisch bin. Blind zu vertrauen ist meine Sache nicht.«

Th.: »Muss es denn blindes Vertrauen sein? Lässt es sich nicht auch feststellen, ob ich einer anderen Person vertrauen kann oder nicht? Ich würde auch nicht blind vertrauen. Aber ich würde statt blind zu bleiben da genau hinsehen, um festzustellen, ob jemand in meinen Augen vertrauenswürdig ist oder eher nicht. Sicher nicht ganz einfach, aber lohnend. Schützt vor vermeidbaren Enttäuschungen.«

Pat.: »Und wie mache ich das?«

Th.: »Könnten Sie nicht, wenn Sie merken, dass Sie skeptisch reagieren, versuchen herauszufinden, ob die andere Person, mit der Sie da zu tun haben, Ihnen Grund dafür gibt, oder ob Sie eigentlich gar keinen realistischen Grund dafür haben, skeptisch zu sein?«

Wenn man den Antworten eine weitere Entwicklung anregende Bedeutung gibt, so verweist der Therapeut letztlich auf Realitätsprüfung und Antizipationsfähigkeit.

Antworten werden mit einfachen Fragen eher selten ausdrücklich eingefordert. Antworten können zwar sprachlich formulierte nächste Schritte sein, werden aber nicht unbedingt mit Worten dargestellt, sondern werden handelnd und häufig auch leiblich zur Darstellung gebracht. Wenn die Adressaten in der Gruppe einander vermittelt über ihre leibliche Präsenz

»verstehen«, dann nicht zuerst und nicht nur deshalb, weil die Beteiligten nächste Züge – Einfälle, Gefühle, Absichtsbekundungen, Assoziationen, Handlungsbereitschaften usw. – mit Worten darstellen, sondern weil sie einander primär leiblich begegnen.

In der phänomenologischen Philosophie als Wissenschaft von der subjektiven Erfahrung wird Intersubjektivität unter anderem in Verbindung mit dem Problem sozialen Verstehens behandelt. Die phänomenologische Philosophie gilt unter anderem dem Bemühen, die cartesianische Trennung von Körper und Geist zu überwinden, und ist mit den Namen von Philosophen wie Husserl, Heidegger, Buber, Wittgenstein, Merleau-Ponty und Habermas verbunden.

Für Merleau-Ponty ist Intersubjektivität grundlegend für die menschliche Wahrnehmung der Welt. Wahrnehmung bedeutet bei Merleau-Ponty nicht, Objekte so zu erkennen, wie sie in der Welt vorhanden sind, sondern Wahrnehmung ist von vornherein an die leibliche Verbundenheit mit der Welt gebunden, an den leiblich vermittelten Umgang mit der Welt, die da ist. Leibliche Intersubjektivität bzw. Interkorporalität (»intercorporeité«; vgl. auch Kristensen, 2012) sind für Merleau-Ponty (1974 [1966]) deshalb eine grundlegende Bedingung von sozialem Verstehen.

In sozialer Interaktion zu antworten, meint entsprechend mehr, als der mit einer einfachen Frage gestellten Anforderung nachzukommen, über einen Sachverhalt zu informieren. Als konstitutives Element von sozialer Interaktion überhaupt ist eine Antwort immer auch ein Votum. Mit der Antwort nimmt eine Gruppenteilnehmerin »Stellung« zu dem vorangegangenen Handeln des oder der anderen. Das Handeln der anderen Person oder der Personen in der Gruppe ist jedoch immer mehr als ein konkretes Tun. Ihr Handeln ist auch Ausdruck der Beziehung zwischen Beteiligten.

> **Th.:** »Das hat mich jetzt angesprochen, wie Sie das gemacht haben. Das hat mir gefallen. Elegant unter dem Angriff weggetaucht.«

> »Unter dem Angriff wegtauchen«, ein elegantes Manöver, das die Bewunderung der Gruppentherapeutin findet und eine Antwort ist, die dem Adressaten vermutlich in Erinnerung bleiben wird.

Die »Stellungnahme«, in der für das Gegenüber kenntlich wird, wie die Adressatin aufgenommen und erlebt hat, was das vorangegangene Verhalten für sie oder ihn gewesen ist, muss nicht mit Worten zum Ausdruck gebracht werden. Oftmals kann ich aber sehen, wie meine Antwort von meinem Gegenüber aufgenommen wurde und welche Wirkung ich mit meiner Antwort erzielt habe. Leibliches Verstehen ist zwischenleibliches Verstehen.

Anders als Antworten, die einer mit einer einfachen Frage gestellten Anforderung nachkommen, sind Antworten im Sinne einer »response«: »Antworten im weiteren Sinne der Response […], als Responsivität« (Waldenfels, 2016, S. 324), auch »Antwortlichkeit« genannt (ebd., S. 320), sind ein »Grundzug allen Redens und Tuns […]« (ebd., 2015, S. 327).

Antworten im Sinne von »Responsivität« und »response« beziehen sich in der Gruppenpsychotherapie auf die andere Person oder die anderen Personen. »Responsivität« gleicht der Antwort, mit der jemand im Kontext von sozialer Interaktion auf die ganze Person oder auf bestimmte Züge und Handlungsweisen der anderen Person oder Personen antwortet, auf die Haltung gegenüber dem vorangegangenen Handeln einer anderen Person, das Offen-Sein für den anderen und für dessen So-Sein.

»Antworten« und »Antwortlichkeit« beziehen sich auf die grundsätzliche Offenheit für den Dialog, die Bereitschaft, die andere Person zuzulassen, sich von ihr berühren und gleichsam in Schwingung, eben in Resonanz versetzen zu lassen (Rosa, 2016). Eine Antwort kann sich aber nicht nur in der Bereitschaft zeigen, sich von dem anderen in Resonanz versetzen zu lassen im Sinne eines Antwortens auf die Präsenz der anderen Person, sondern kann sich ganz im Gegenteil auch in der Verschlossenheit und Stummheit der anderen Person zeigen.

Der Antwort im Sinne der »response« oder Resonanz liegt die Erfahrung der Begegnung mit dem anderen zugrunde, des Berührtseins oder des Sich-angesprochen-Fühlens. Ich kann mich von dem anderen angezogen wie abgestoßen fühlen. Meine durch den Anderen geweckten Gefühle können freundlich und interessiert sein ebenso wie unfreundlich und gelangweilt, im Vordergrund kann der Wunsch nach Abstimmung und Annäherung stehen, aber auch die Tendenz, Distanz zu wahren und Vorsicht walten zu lassen. Und es kann sein, dass die andere Person mich innerlich stumm bleiben lässt (ebd.).

Eine Antwort im Sinne einer »response« kann aber auch eine Antwort auf etwas sein, auf eine als gefährlich eingeschätzte Situation, auf den Anblick einer beeindruckenden Landschaft oder auf ein schwieriges Problem, dem sich jemand gegenübersieht.

> Im Verlauf einer psychoanalytisch-interaktionellen Gruppentherapie spricht eine Teilnehmerin darüber, dass sie sich von ihrem Partner, der sich immer wieder zu Jähzornsausbrüchen hinreißen lässt, häufiger bedroht fühlt. Auf die Frage einer anderen Gruppenteilnehmerin, was sie denn in einer solchen Situation tue, meint sie, dass sie sich das nicht gefallen lasse, sie sei dann immer kurz davor, die gemeinsame Wohnung zu verlassen und kündige das auch an, könne sich aber nicht dazu entschließen, das tatsächlich in die Tat umzusetzen. Inzwischen werde ihre Ankündigung von ihrem Partner nur noch mit einem Lachen quittiert, was sie erst recht provoziere und letztlich dazu führe, dass die Situation in einem wechselseitigen Geschreie – oft genug »ziemlich unter der Gürtellinie« – münde.
>
> Die andere Gruppenteilnehmerin sagt: »Aber Du hast doch gesagt, dass der jähzornig ist. Hast Du denn keine Angst, dass es zwischen euch mal richtig knallt? Ich glaube, ich wäre längst abgehauen.« Damit gibt die Teilnehmerin ihrer Mitpatientin in dem Sinne eine Antwort, dass sie ihr Erleben und ihre Handlungsbereitschaft deutlich macht, die ihr nahelegen, die Flucht zu ergreifen. Daraufhin ihre Mitpatientin: »Ich will dem aber nicht so einfach das Feld überlassen«.

Was da zwischen den Akteurinnen geschieht, ist weder hinreichend zu verstehen, wenn allein mit der Neigung des Partners, sich jähzornig zu verhalten, erklärt werden sollte, was da geschieht, noch allein damit, dass die Patientin ihm nicht »das Feld überlassen« will. Was im Zwischen der Beziehung geschieht, ist ein gemeinsames Produkt von beiden und trägt entsprechend die Spuren des vorangegangenen Verhaltens des oder der jeweils anderen in sich. Dass die Patientin sagt, »ihm nicht das Feld überlassen« zu wollen, ist nicht Ausdruck einer Entscheidung, die sie ganz für sich allein getroffen hat, sondern macht hinreichend nur Sinn, wenn die Äußerung in Verbindung mit dem Verhalten ihres Partners gelesen wird, seiner Neigung zum Jähzorn.

Vielleicht hätte die Gruppentherapeutin eine Antwort auf die Erzählung der Patientin anders ausgedrückt. Hätten sich bei ihr in Antwort auf die Erzählung der Patientin in der Gruppe keine Gefühle der Beunruhigung und Fluchttendenzen wie bei der Mitpatientin eingestellt, hätte sie vielleicht direkt auf die Patientin geantwortet:

»Ich merke, dass es mich ein wenig skeptisch macht, wenn ich Ihnen zuhöre. Skeptisch dahingehend, dass mir leise Zweifel kommen, ob sich da zwischen ihnen überhaupt etwas verändern soll, oder ob Sie nicht auch ein Interesse daran haben, diese ewigen Kämpfe und Machtkämpfe ergebnislos fortzuführen.«

Dieselbe Patientin berichtet einige Wochen später, dass ihr Partner sie in seinem Jähzorn körperlich bedroht habe. Anstatt sich seinen Attacken zu widersetzen und zurückzubrüllen, wenn er mal wieder ausfällig geworden sei, habe sie es geschafft, ziemlich ruhig zu reagieren und in ruhigem Tonfall zu sagen, er solle sie bitte nicht so anschreien. Er sei daraufhin verblüfft gewesen, jedenfalls sei ihr das so vorgekommen.

Auf sein »Haste jetzt Kreide gefressen?« habe sie nicht reagiert und geschwiegen.

Mit Blick auf den anderen

Mit einer Antwort drücke ich meinem Gegenüber – meinen Mitpatienten in der Gruppe, einigen beteiligten oder auch allen Teilnehmern – aus, was das für mich als andere Person gewesen ist, was da eben geschehen ist oder was ein oder mehrere Anwesende in der Gruppe getan haben oder gerade tun. Ich zeige mit meiner Antwort auf die Wirkungen hin, die dieses Geschehen auf mich als andere Person hat und auf Handlungsbereitschaften, die in mir geweckt wurden. Der Adressat meines »Zeigens« erfährt auf diese Weise, wie sich sein Tun oder Lassen in dieser gemeinsamen Situation momentan auf mich, den Teilnehmer an der Gruppe, und auf die Beziehung ausgewirkt hat.

»Wenn Sie wieder sagen, dass man mir ja sowieso nicht glauben kann, fühle ich mich von Ihnen nicht gesehen und merke, dass ich mich am liebsten zurückziehen würde. Ich tue das nicht. Aber wenn ich mir vorstelle, wir hätten im Alltag miteinander zu tun, könnte das negative Folgen haben«.

Das »Zeigen«, mit dem ich dem oder den anderen in der Gruppe antwortend etwas von der Wirkung kenntlich mache, die deren Verhalten auf mich hat oder gehabt hat, kann auf unterschiedliche Weise realisiert werden:

> Der Gruppentherapeut kann mit Worten sein Erleben beschreiben: »Wenn Sie immer wieder sagen, dass das meine Sache sei, wenn ich mich darüber ärgere, und das damit begründen, dass das ja nicht Ihre Absicht gewesen ist, mich zu ärgern, dann bin ich damit entschieden nicht einverstanden. Das war nicht Ihre Absicht ... ok, aber auch, wenn das nicht Ihre Absicht war, hat Ihr Verhalten mich ja trotzdem erreicht, und das nicht gerade in angenehmer Weise. Ist Ihnen das ganz egal, oder bin ich Ihnen ganz egal, wenn Sie so abweisend sagen, das sei allein meine Sache?«
>
> »Nee, das nicht«, antwortet daraufhin die Teilnehmerin, »aber ich will auch nicht Schuld daran sein, wenn es Ihnen nicht gut geht.« »Man kann sich ja auch entschuldigen«, antwortet daraufhin der Gruppentherapeut.

Gelegentlich kann das »Zeigen« auch wortlos bleiben und ausschließlich in leiblichem Tun zur Geltung kommen: Der Gruppentherapeut lächelt und nickt bestätigend, wendet sich ab, schüttelt den Kopf, lacht laut los, zeigt sich nachdenklich, schweigt oder zeigt mit dem Daumen nach oben.

Meist wird die Antwort sowohl mit den Mitteln der Sprache wie leiblich »gezeigt«: Der Gruppentherapeut sagt mit grimmigem Gesichtsausdruck: »Das würde ich, wäre ich an Ihrer Stelle, nicht machen. Ich würde mir vorher überlegen, ob ich will, dass das passiert.«

Indem der Adressat oder die Adressaten vermittelt über meine Antwort erfahren, welche Auswirkungen ihr Verhalten auf die gemeinsame Beziehung hat oder wahrscheinlich haben wird, wird die aktuelle Situation mit der gemeinsamen Beziehung transparenter. Damit bietet sich für den oder die Gruppenteilnehmer die Möglichkeit, zumindest im ersten nächsten Schritt zur Kenntnis zu nehmen, dass und wie sich ihr Verhalten in der Beziehung bei dem oder den anderen Teilnehmern an der Gruppe niedergeschlagen hat, und daraus gegebenenfalls ihre nächsten Schritte in der Beziehung zu antizipieren.

Nicht die Wahrnehmung meiner seelischen Binnenwelt und die Entdeckung meiner unbewussten Beziehungserfahrungen der Vergangenheit führen mich zu dem Wissen davon, wie ich an der Beziehung und an deren sich wiederholenden Beeinträchtigungen und Schäden beteiligt bin. Das erfahre ich nur mit dem Blick auf den anderen. Um zu erfahren, wie ich in dieser Beziehung in diesem Kontext dazu beigetragen habe, dass sich da wieder Konflikte angebahnt haben, muss ich mich auf den anderen einlassen und mein Gegenüber sehen und hören.

»Mit dem, was ich tue, zeige ich dir, was das für mich ist, das du da getan hast …«

Der Umstand allein, dass die eine Person die andere Person sieht, ohne ihrerseits von der anderen Person gesehen zu werden, macht die Situation noch nicht zu einer sozialen Situation. Erst wenn, meist vermittelt über den Austausch von Blicken, jede der beteiligten Personen sieht, dass sie ihrerseits gesehen wird, handelt es sich um eine *soziale* und damit von den Beteiligten im Vollzug ihrer Interaktion konstituierte Beziehung.

Wie jemand im Zusammensein mit anderen – und somit auch ich – in einer therapeutischen Gruppe sich selbst erlebt, seine Gefühle, seine Absichten, Wünsche oder Gedanken, und wie sie oder er den oder die anderen und das Miteinander-Sein, die gemeinsam verwirklichte Beziehung erlebt, ist nicht hinreichend zu verstehen, wenn Blick und Aufmerksamkeit nur auf die eigene seelische Binnenwelt ausgerichtet sind. In diesem Sinn ist Selbsterfahrung, ob einzeln oder in einer Gruppe, nicht ausschließlich Erfahrung des einzelnen individuellen Selbst und ist entsprechend aus individuellen seelischen Bereitschaften und psychischen Dispositionen nicht hinreichend zu verstehen und zu erklären. Ein individueller Zustand kann nicht von seinem »an sich seienden Wesen« her bestimmt werden, sondern nimmt die »soziale Reaktion« auf, also die Reaktion des oder der anderen, die auf diesen Zustand hin eintritt (Simmel, 2013 [1908]; vgl. Bergmann, 1982). »Beziehung ist immer ein Produkt doppelter Beschreibung […] Eine Beziehung existiert nicht innerhalb einer einzelnen Person« (Bateson, 1993, S. 165).

Was ich in diesem Moment in der therapeutischen Gruppe fühle, wie ich andere erlebe, was ich wünsche oder von mir weise, ist nicht ausschließlich aus meiner von anderen getrennten seelischen Binnenwelt, meinem isolierten Selbst hervorgegangen, sondern bezieht sich immer auch auf das jeweils vorangegangene Geschehen, das auf meiner Seite seine Spuren hinterlässt und hinterlassen hat.

Allgemein kann man feststellen, dass dem in einer Gruppe konstituierten Zusammensein ein Geschehen zugrunde liegt, das in Dreierschritten vollzogen wird (vgl. Heritage, 1984):

> Herr A. tut etwas.
>
> Frau S. tut im nachfolgenden Schritt ihrerseits etwas und zeigt mit ihrer Antwort an, wie Herr A.s vorangegangenes Tun auf sie gewirkt hat und was es für sie bedeutet.
>
> Herr A. wiederum antwortet auf Frau S.s Erleben und Tun. Er nimmt mit seiner Antwort seinerseits dazu Stellung, wie er Frau S.s anfängliches Erleben und Handeln aufgenommen hat – zustimmend, zögerlich, enthusiastisch, voller Vorbehalte, begeistert, deprimiert ...

»Antworten« zeigen sich manchmal ganz überwiegend im leiblichen Ausdruck, in der Präsenz der ganzen Personen, die da in der Gruppe miteinander zu tun haben und sich in sozialer Interaktion »mit Leib und Seele« aufeinander beziehen.

Für die therapeutische Arbeit mit der psychoanalytisch-interaktionellen Methode in der Gruppe sind neben psychodynamischen Konzepten, die meist der Psychoanalyse entlehnt sind, mikrosoziologische Typisierungen ein wichtiger Bestandteil. Mit dem Verzicht auf den Blick für mikrosoziologisches Geschehen würde auch die Wahrnehmung für jene Anzeichen verloren gehen, die potenziell aus der normativen Enge der Gruppe herausführen und es ermöglichen könnten, über deren Begrenzungen – gleichsam »nach vorne« – hinauszuschauen.

Konzepte wie »Grundregel«, »Definition der Situation« (Thomas, 1965), mikrosoziale Interaktion, Kommunikation, soziale Norm und Verhaltenserwartung oder soziale Rolle können potenziell vor dem Hintergrund der »Diagnose« des Status quo den Blick nach vorne erweitern und öffnen.

Dass Dreierschritte gleichsam die Grundeinheit von sozialer Interaktion sind, wird an einem anderen Beispiel deutlich (vgl. Heritage, 1984):

> Frau H. hat die Frage von Herrn K. unbeantwortet gelassen und blickt zu Boden (erster Schritt).
>
> Nach einer kurzen Schweigepause antwortet Herr K. darauf und fragt nach: »Redest du jetzt nicht mehr mit mir?« (zweiter Schritt).
>
> Daraufhin Frau H.: »Ich fand das nicht gut, dass du das angesprochen hast« (dritter Schritt).
>
> Der zweite Schritt, mit dem der Adressat auf das vorausgegangene Handeln antwortet, zeigt Frau H. an, wie er verstanden hat, was da vorausgegangen ist, und was das für ihn in dieser Situation bedeutet.

> Daraufhin antwortet Frau H., indem sie ihrerseits Stellung dazu nimmt, wie Herr K. in Antwort auf ihr initiales Verhalten aufgenommen hat, was sie einleitend wie getan hat.

Das kennzeichnet dialogische Situationen. Für das Miteinander in einer therapeutischen Gruppe trifft das nur bedingt zu. In jedem Moment können Anwesende, auch wenn sie sich bis dahin an dem Gruppengeschehen nicht aktiv beteiligt haben und von anderen nicht angesprochen wurden, sich ihrerseits in irgendeiner Weise bemerkbar machen und damit einen dritten Schritt markieren.

»Antworten« sind oft äußerst subtile Signale, die sich der bewussten Aufmerksamkeit weitgehend entziehen können, aber dennoch ihre Wirkung auf das Gegenüber haben, sich auf dessen Erleben und Verhalten auswirken und so zur nicht-bewussten Gestaltung der Beziehung beitragen. Die Wahrnehmung des anderen und die Selbstreflexion werden dabei ständig aktiviert.

Wie werden die Patienten in der Gruppe das voraussichtlich aufnehmen, wenn ich mein antwortendes Erleben in dieser Weise zum Ausdruck bringe?

Nicht alles Wahrnehmen, Erleben und Fühlen wird einfach nur vom Gruppentherapeuten geäußert oder gezeigt. Eine Antwort soll dem Patienten dazu verhelfen, an sozialer Interaktion so teilzunehmen, dass Eskalationen verhindert, beziehungszerstörende Impulse gesteuert, grenzverletzende Verhaltensweisen vermieden werden und entwertendes, abschätziges und missachtendes Verhalten nicht zum Tragen kommt.

Mit Antworten drückt die Psychotherapeutin ihr Erleben, ihre Gefühle, Absichten, Wünsche oder Ziele nicht umstandslos aus, sondern Antworten kommen immer nur *selektiv* zur Sprache oder zur Darstellung. »Selektiv« meint, dass die Psychotherapeutin ihr antwortendes Erleben immer nur so weit offenlegt, wie sie davon ausgehen kann, dass die Patienten in der Gruppe ihre Antworten als Unterstützung und Anregung aufnehmen können, an zwischenmenschlichen Beziehungen teilzunehmen, ohne dass es zu Eskalationen, Traumatisierungen und Retraumatisierungen kommt, gewaltbereites Verhalten gesteuert werden und die Betroffenen an Beziehungen in einer hinreichend störungsfreien Weise teilnehmen können. Antworten sollen möglichst förderlich für die Entwicklung der Gruppenteilnehmer und deren Fähigkeiten sein, am sozialen Leben zumindest so weit teilzunehmen, dass es nicht zu schwerwiegenden Störungen, Konflikten und anderen Eskalationen in den interpersonellen Beziehungen kommt. Dementsprechend kann »selektiv« immer auch heißen, statt ausdrücklich zu antworten, auf eine Antwort zu verzichten bzw. schweigend zu antworten oder aber auf eine Weise zu antworten, die nach Einschätzung der Gruppenpsychotherapeutin eher geeignet sein könnte, von der adressierten Person an- und aufgenommen zu werden.

Mit ihren Antworten zeigt die Gruppentherapeutin ihrem Gegenüber unter anderem auf, mit welchen Mitteln und Methoden er oder sie das realisieren könnte. Letztlich werden damit Funktionen der Beziehungs- und Selbstregulierung weiterentwickelt, Erlebens- und Verhaltensbereitschaften mit anderen erkennbar gemacht und Zusammenhänge zwischen eigenem Erleben und Verhalten im Kontext des Verhaltens anderer deutlich gemacht. Es geht darum die Wirkungen des eigenen Verhaltens zu erkennen, die Folgen zu verstehen und die Fähigkeit zu entwickeln von Reziprozität getragenen Beziehungen zu etablieren.

Wie frei kann »freie Interaktion« sein?

Von außen besehen geschieht in therapeutischen Gruppen nicht viel: Alle Anwesenden sitzen im Kreis zusammen, sehen einander an oder beschäftigen sich mit ihren Smartphones und reden oder schweigen. Manchmal wechseln sie von einer Stunde zur nächsten ihre Plätze, und oftmals geschieht selbst das nicht. Die Verhältnisse in der Gruppe, wie sie gestern waren, aufrechtzuerhalten, kann für morgen ein Gefühl von Sicherheit und Vorhersagbarkeit vermitteln. Der Gruppentherapeut legt den Patienten nahe, so gut, wie ihnen das möglich ist, zu zeigen, was sie gerade beschäftigt. In einer Gruppenanalyse führen die »freien Einfälle« hin zur Gruppenmatrix, in der das gemeinsame Unbewusste der Gruppe verdichtet zum Tragen kommt. Sie sollen sich möglichst »frei«, unzensiert äußern und möglichst freimütig aussprechen, was immer ihnen in den Sinn kommt, was sie wahrnehmen, beobachten, fühlen, denken, welche Absichten sie bemerken, ihre Wünsche, Sorgen – und was auch immer sie darüber hinaus »in ihrer Selbstbeobachtung erheischen« (Freud, 1912e). Sie sollen ihren

Impulsen, etwas in der Gruppe zu tun, was sich damit nicht deckt, möglichst jedoch nicht nachgeben.

Wenn der Gruppentherapeut sich an der psychoanalytisch-interaktionellen Methode orientiert, steht dem gegenüber in der Regel das nicht-bewusste implizite oder prozedurale und somit das zu einem nennenswerten Anteil sprachlich nicht ohne Weiteres darstellbare Wissen im Vordergrund, in dem die Anwesenden ihre Wahrnehmung und ihr Erleben des Gruppengeschehens darstellen, also die »freie Interaktion«.

»Freie Einfälle« oder »freie Interaktion« sind in einer therapeutischen Gruppe kaum jemals das Produkt ganz freier, nur individuell getroffener Entscheidungen. Und selbst dort, wo es so erscheinen mag, als würde der Einfall des einen in leichter und manchmal auch heiterer Weise dem und den vorangegangenen Einfällen anderer Anwesender folgen, ohne deren Gewicht mit sich zu schleppen, wird doch, was als Nächstes kommt, immer von der Vergangenheit und dem jeweils vorangegangenen Erleben und Tun der Beteiligten mitgeprägt. Was vergangen ist, determiniert Vergangenheit zwar nicht, trägt wohl aber deren Spuren. Vor diesem Hintergrund kann nicht ganz sicher vorhersehbar sein, was im nächsten Moment geschieht. In diesem Sinn ist die gemeinsame Situation in der Gruppe »offen«: Was als Nächstes wie zur Darstellung kommt, wie die anderen sich verhalten, wie man sich im nächsten Moment zueinander ins Verhältnis setzt, lässt sich allenfalls in Grenzen erahnen. Sicher vorhersagen lässt es sich nicht. Für niemanden in der Gruppe ist es möglich, ausgehend von der Gegenwart verlässlich darauf zu schließen, was hier in der nahen und weiteren Zukunft geschehen wird.

Th.: »Schade. Eben hatte ich noch den Eindruck, dass Sie gut miteinander ins Gespräch gekommen sind. Jetzt wirken Sie auf mich auf einmal verschlossen: Ist was passiert? Ist mir da was entgangen?«

(Schweigen)

Die Gruppentherapeutin ist keine Wissende. Manchmal ist sie unaufmerksam, manchmal irrt sie sich.

Th.: »Ja, ich finde ja auch, dass es in der Gruppe nicht so einfach ist, sich tatsächlich auf eine Weise zu verhalten, die man ›freie‹ Interaktion nennen könnte. Aber was könnte denn passieren, wenn Sie tatsächlich versuchten, etwas mehr davon zu zeigen oder zu sagen?«

Pat.: »Ich schäme mich für so einiges, was mir da so einfällt.«
Th.: »Sie finden, dass Sie sich damit hier nicht sehen lassen könnten?«
Pat.: »Ja.«
Th.: »Und was meinen Sie, könnten die anderen denken, wenn sie sich damit ein wenig mehr zeigen würden?«
Pat.: »Weiß ich ja auch nicht. Auf jeden Fall würden die mich irgendwie komisch finden, peinlich.«

Es sind Schamgefühle, die hier deutlich werden und die freie Interaktion behindern.

»Was machen wir hier eigentlich?«

Unvorhersehbarkeit und Offenheit

Alle Teilnehmer in der psychotherapeutischen Gruppe sind aufgefordert, ihre Wahrnehmungen und ihr Erleben, ihre Gefühle oder Absichten, ihre Gedanken und ihre spontanen Einfälle möglichst »frei« zu zeigen und sich unzensiert zu äußern.

Vor dem Hintergrund der Offenheit der gemeinsamen Situation in der Gruppe keiner der Anwesenden kann ganz sicher sein, wie genau der nächste Zug, der immer auch eine Antwort darauf ist, was gerade vorangegangen ist, aussehen wird und wie jeder der anderen Teilnehmer im nächsten Moment wie Stellung beziehen wird.

Angesichts dieser ständig präsenten Unvorhersehbarkeit des Geschehens in der Gruppe greifen manche Gruppenteilnehmer auf ihnen vertraute gemeinsame normative Verhaltenserwartungen zurück, die ihnen in der Vergangenheit ein Gefühl von Vertrautheit und relativer Sicherheit vermittelt haben. Andere Beteiligte sehen der Fortentwicklung des Geschehens mit erregter und freudiger Gespanntheit entgegen. Und wieder andere halten sich abwartend zurück, vielleicht in der Hoffnung zu erahnen, in welche Richtung sich das gemeinsame Geschehen entwickeln wird.

Die individuellen Vorstellungen, die jeder der an der Gruppe Beteiligten davon hat, was in dieser gegenwärtigen Situation wie geschehen möge, welches Verhalten in einer bestimmten Gruppensituation von den Anwesenden erwartet wird, welche Haltungen, Einstellungen oder Überzeugungen unterstützt werden, was wahrscheinlich auf Missbilligung stoßen wird, worauf man sich gerne verständigt und wie und auf welchen Wegen die Teilnehmer an der Gruppe dahin gelangen können oder auch nicht gelangen, garantieren noch nicht, dass ihr Handeln aufeinander abgestimmt ist, wenn nur ihre Überzeugungen in eine gleiche Richtung weisen.

Pat. 1: »Ja, das sehe ich genauso. Ich würde deshalb aber nicht so ohne Weiteres mitkommen.«
Pat. 2: »Und warum nicht? Du hast doch gesagt, dass du das genauso siehst.«
Pat. 1: »Ja, ok, aber deshalb kann ich doch nicht sicher sein, dass der sich daran hält. Sagen kann man viel …«
Pat. 2: »Ach, nichts Wichtiges.«
Th.: »Darf man wissen, wovon Sie sprechen?«

Die Gruppentherapeutin schaltet sich mit einer Antwort ein und zeigt darüber hinaus an, dass sie sich nicht »abwimmeln« lässt (»nichts Wichtiges«). Sie bleibt hartnäckig:
Th.: »Ich würde mich trotzdem ganz gerne beteiligen. Außerdem bin ich neugierig.«
Pat. 2: »Na ja, ich meine, wenn man etwas genau gleich sieht, kann man doch auch damit rechnen, dass nicht der eine das macht und der andere etwas ganz anderes.«
Th.: »Sind Sie da sicher? Mag sein, dass Sie oft recht haben. Ich wäre mir da allerdings nicht so sicher. Ich würde versuchen, mir so weit das geht, einigermaßen Klarheit darüber zu verschaffen, wie die andere Person sich wahrscheinlich verhalten wird. Ich habe ja schon einige Male die Erfahrung gemacht, dass ich mich nicht unbedingt auf das verlassen kann, was mein Gegenüber ankündigt. Ich versuche mir eher ein eigenes Urteil zu bilden und vor dem Hintergrund meiner Erfahrungen mich darauf einzustellen, womit ich möglicherweise zu rechnen habe.«

Auch die Gruppentherapeutin kann nicht wissen, was als Nächstes geschieht. Weder kann sie steuern und kontrollieren, wohin die Gruppe sich bewegt, noch kann sie verhindern, dass die Anwesenden ihr den von ihnen gewünschten Platz zuweisen. Psychotherapie in der Gruppe ist kein Produkt der Therapeutin oder des Therapeuten. Gleichwohl sagt ihnen ihre – möglichst breite – Erfahrung mit gestörten zwischenmenschlichen Beziehungen, was wahrscheinlich sein wird, wenn sie ihrer Erfahrung folgend in der therapeutischen Gruppe dieses tun und jenes lassen, sich in dieser

Weise zu erkennen geben oder unerkennbar bleiben, sich in ihrer leiblichen Präsenz zeigen oder sich verhüllen, auf etwas hinweisen oder alle Wege offenlassen, Grenzen setzen oder zu etwas anregen.

War es in der Vergangenheit unter restriktiveren gesellschaftlichen Verhältnissen eine weitgehend unhinterfragte Selbstverständlichkeit, dass man tat, was alle taten, wird mit fortschreitender Differenzierung und Individualisierung aller Lebensverhältnisse individuellen Vorstellungen in der Regel größeres Gewicht beigemessen – auch in psychotherapeutischen Gruppen. Entsprechend heterogener und – wenn man so will – bunter verlaufen viele psychotherapeutische Gruppen.

Privatheit und Öffentlichkeit

Eine therapeutische Gruppe ist ein besonderes Gebilde: Auf der einen Seite spielt sich das Geschehen in der relativen Öffentlichkeit von einander zunächst Fremden ab, auf der anderen Seite wird den Anwesenden nahegelegt, Vertraulichkeit zu wahren und sich vor der weiteren sozialen Umwelt abzuschirmen – ein relativ offenes und geschlossenes »System« zwischen Privatheit und Öffentlichkeit zugleich. Alle Teilnehmenden sehen sich einer relativen Öffentlichkeit von vorerst Fremden gegenüber, und jeder der Anwesenden und alle Anwesenden miteinander müssen dieses Verhältnis von Privatheit und Öffentlichkeit erst noch austarieren, weiterentwickeln und ihr momentanes Verhalten den für sie maßgeblichen Verhältnissen anpassen. Die Grenze zwischen Gruppe und sozialer Alltagswelt bleibt – von der Gruppe selbst gewählt und realisiert – in der Regel bestehen.

Die Unterscheidung von »privat« und »öffentlich« ist ein Phänomen, das sich in der gegenwärtigen Bedeutung erst mit der Neuzeit etwa seit Ende des 17. Jahrhunderts mit dem Übergang von der Renaissance zur Aufklärung entwickelt hat. Mit Privatheit war die Vorstellung verbunden, dass um den Kreis von Familie und engen Freunden eine mehr oder weniger unsichtbare Grenze gezogen war, eine »Systemgrenze«, die es der Umwelt schwer machen sollte, den Blick in das Innere dieses »Systems« zu werfen (Sennett, 1998). Wer sich jenseits dieser Grenzen aufhielt, tat das im Bewusstsein, sich unter den Blicken einer Öffentlichkeit zu bewegen. Bis dahin wurde die Qualität sich in der Öffentlichkeit zu zeigen und gesehen zu werden wenig geschätzt. Um sich zu einem gesellschaftlichen Wesen heranzubilden, galt von jetzt an als Voraussetzung, sich unter den Blicken von Fremden in der Öffentlichkeit angemessen bewegen zu können, seine öffentliche Präsenz mit geltenden Rollenerwartungen in Übereinstimmung zu bringen, sich auf vorherrschende Moden und Stile hin auszurichten, seinen den anderen, denen man in der Öffentlichkeit zu begegnen erwartete, vorgestellten Anblick zu stilisieren (ebd.), sich – in allerersten Anfängen – zu optimieren. Man wahrte Etikette und bewegte sich im Wissen, sich vor den Augen von Publikum zu zeigen. Die mehr oder weniger eindeutigen, normativ fixierten Rollen, an denen man sich orientierte, spiegelten das Bewusstsein wider, von Fremden gesehen zu werden. Man pflegte eine gewählte Ausdrucksweise und verstand es, Gefühle auf die jeweilige Situation – und das bedeutete, auf das Wissen um die Blicke von Fremden hin – angemessen auszudrücken. »Öffentlich« oder »gesellschaftlich« einerseits und »privat« andererseits traten als Bewegungsräume zunehmend auseinander. Der öffentliche Bewegungsraum wurde als Bereich zivilisierten Verhaltens genutzt, als »ein Bereich von Ansprüchen der Zivilisation« (ebd.), der private Bereich war demgegenüber »Ansprüchen der Natur, in erster Linie der Familie« (ebd.) vorbehalten. Der Weg dorthin verlief im Weiteren jedoch nicht gänzlich ungebrochen: Sennett (1998) spricht von einem »Zerfall des öffentlichen Raumes«, der sich seit etwa Mitte des 19. Jahrhunderts ausgebreitet habe. Jetzt schienen sich die Gegensätze von »öffentlich« und »privat« zunehmend zu verschärfen, von »Anfeindungen« war die Rede, von einer »Intimisierung des öffentlichen Lebens« und einer »Tyrannei der Intimität«, vor denen die Familie eine »Zufluchtsstätte« bildet, »die dem öffentlichen Sektor moralisch überlegen sein sollte« (ebd.). Dass sich die Grenzen zwischen Öffentlichkeit und Privatheit verschieben, zunehmend durchlässig werden und miteinander Verbindungen eingehen, tritt hier nicht mehr als eine Fortsetzung der Aufklärung in Erscheinung, als Weg aus der »selbstverschuldeten Unmündigkeit« hin zu der Aufforderung, »sich seines eigenen Verstandes zu bedienen« (Kant, 2004 [1784]), sondern erscheint wie ein Bruch, in dem sich die vermeintliche moralische Überlegenheit der familialen Intimität gegenüber den zivilisierten Bewegungsräumen der Öffentlichkeit – gleichsam mit umgekehrtem Vorzeichen – durchsetzt. Statt vor den Blicken eines fremden und unvertrauten Publikums verborgen zu bleiben wird das private Leben zumindest partiell vor den Augen der Öffentlichkeit sichtbar gemacht. Man »outet sich«.

Eine Selbsterfahrungsgruppe – heute ein zentrales Element in der Ausbildung von ärztlichen und psychologischen Psychotherapeuten – dokumentiert ihren besonderen Charakter unter anderem darin, dass die Grenzen von Privatheit und Öffentlichkeit innerhalb der Gruppe definiert werden: Öffentlichkeit ist zumeist auf die Anwesenden begrenzt, Zeugen der Privatheit sind hier immer nur die Anwesenden in der Gruppe. Wenn Hannah Arendt (2002) sich mit dem Blick auf Gruppen mit dem Verhältnis von »öffentlich« und »privat« beschäftigt, schließen ihre Ausführungen an Sennett an: Auch für Arendt benennen »öffentlich« und »privat« Gegensätze, die für Gruppen konstitutiv seien (zur Problematik des Verhältnisses von »Privatheit« und »Öffentlichkeit« in selbstgewählten Gruppen vgl. Helm & Eichenhofer, 2019).

Folgt man Arendts Blickrichtung, würde das bedeuten, dass Gruppen, in denen in erster Linie unbewusst gewordene und in die vermeintliche Tiefe eines psychodynamischen Unbewussten abgewiesene Erfahrungen aufgedeckt und in ein Vorbewusstes oder ein sprachfähiges Bewusstsein zutage gefördert werden sollen, sich allein auf der Seite des »zivilisierten Umgangs mit Fremden« bewegen. Sie entziehen sich jedoch der Erfahrung der relativen Begrenztheit von gruppalem Binnen- und außergruppalem Außenraum. Was so kategorial klingen mag, unterscheidet sich nicht grundsätzlich von vergleichbaren Erfahrungen, etwa von der Gleichzei tigkeit des Blickes auf das Selbst mit dem anderen und auf den anderen mit dem Selbst. Deren Blicke fallen in eine selbe Richtung und nehmen doch zugleich Verschiedenes wahr. Statt sich dem Umgang mit dem relativ fremden urbanen Mitbürger zuzuwenden, würde Selbstentäußerung gefördert.

Tatsachlich scheint es manchen Patienten – und nicht nur Patienten – oftmals leichter zu fallen, intime Erfahrungen in Gegenwart anderer Anwesender in der Gruppe zu berichten und zu intimen gemeinsamen Fantasien auszugestalten, als das Gegenüber in der Gruppe *als* Gegenüber, als Mitakteur zu erkennen und in seiner relativen Fremdheit anzuerkennen. Der Blick in die seelische »Tiefe« des Unbewussten scheint dann vergleichsweise zwanglos möglich zu sein, der Blick auf die »Oberfläche« des fremden Anderen hingegen eher zu verstören.

Was da zwischen den Anwesenden in einer Gruppe geschieht, erscheint manchmal wie zu einer festen Struktur geronnen zu sein und sich wie dysfunktionale Beziehungsmuster standig zu wiederholen. An solchen verkrusteten Interaktionsmustern oder Strukturen wird in der Gruppentherapie manchmal lange festgehalten. Die Gruppentherapeutin wird nicht gehört. Ihre Mutmaßungen, dass an dem wiederkehrenden Muster festgehalten wird, um die Blicke nicht auch über den Tellerrand des inneren Gruppenkreises dem Geschehen an den Rändern der sozialen Lebenswelt zuwenden zu müssen, werden scheinbar nicht zur Kenntnis genommen. Man bleibt unter sich.

Um Antworten auf die Frage zu finden, was hier in der Gruppe gerade geschieht, kann es hilfreich sein, sich als Gruppentherapeutin zunächst vor Augen zu führen, was das für die Anwesenden in der Gruppe ist, das da gerade geschieht. Das lässt sich nur begrenzt oder zumindest nicht sicher mit dem Blick von außen feststellen. Die Bedeutung der gegenwärtigen Situation in der therapeutischen Gruppe ist nur ausnahmsweise eine der Situation selbst innewohnende Eigenschaft, die sich als solche erkennen lässt; vielmehr wird die Bedeutung der Situation in der Regel von Teilnehmern zugeschrieben und in diesem Sinne »definiert«. Solche »Definitionen der Situation« (Thomas, 1965) sind oftmals breit angelegte Typisierungen, die sich einerseits dafür anbieten, Diversität innerhalb der Gruppe zu bündeln, andererseits den Erfahrungen der Einzelnen ausreichend Raum für die Darstellung ihres individuellen So-Seins belassen.

Manchmal scheinen die Teilnehmer darin übereinzustimmen, dass in einer Gruppe jeder, einer nach dem anderen, von seinen Sorgen und Nöten – zu Mitteilungen von Erfolgen kommt es meist seltener – berichten sollte, während die anderen Ratschläge erteilen oder ihrer Anerkennung Ausdruck verleihen. Dann wieder stellt sich heraus, dass die Anwesenden die jeweilige Situation unterschiedlich wahrnehmen. Was für eine Patientin Anlass zu ängstlichem Vermeiden ist, scheint eine Mitpatientin kaum zu berühren, während ein dritter Patient in der gemeinsamen Situation eine Herausforderung sieht, die er am liebsten aufgreifen würde, sich angesichts der Ängstlichkeit seines Gegenübers jedoch schuldgefühlshaft einschränkt und es vorzieht, seine auf Expansion ausgerichteten Impulse zu unterdrücken.

Solche »Definitionen der Situation« werden häufig in äußerst subtilem, bewusst kaum wahrnehmbarem Verhalten ausgedrückt, mit dem Anwesende gleichwohl zur »Definition der Situation« beitragen – mit ihrem leiblichen oder körperlichen Tun, das als Zu- oder Abwendung wahrgenommen werden kann, als Bekundung von Interesse oder Desinteresse, als Unterstützung für diese oder Missbilligung einer anderen »Definition«. Auch hier sind unvermeidlich alle Anwesenden an dem fortlaufenden Prozess der »Definition der Situation« beteiligt.

Die Anwesenden zeigen einander – meist nicht-bewusst – mit ihrem wie subtil auch immer ausgedrückten Erleben und Handeln, was das aktuelle Geschehen für sie ist und welche Bedeutung das Miteinander für sie momentan hat und haben soll. Sie zeigen sich das vor allem mit ihrer leiblichen Präsenz, ohne das unbedingt zur Sprache zu bringen oder bringen zu können. Minimale Signale, die sich der bewussten Wahrnehmung entziehen, können dabei weitreichende Wirkungen auf das oder die Gegenüber haben.

Vielleicht benehmen sich die Anwesenden in der Gruppe, als säßen sie in einer Schulstunde einem »Oberlehrer« gegenüber. Dann wieder mag ihr Verhalten dem von Teilnehmern an einer Talkshow ähneln, als hätten sie es mit einem Moderator zu tun, der sie befragt und Bemerkungen seiner Nachbarn allenfalls beiläufig aufnimmt, um sich dann wieder seinem Interviewgast zuzuwenden. Auf diese Weise wird die »Definition der Situation« implizit, unausgesprochen und im Vollzug des Handelns zwischen den Anwesenden in der Gruppe »verhandelt«. Dabei ist auch Schweigen eine Stellungnahme.

Je mehr Erfahrungen die Anwesenden im Umgang miteinander haben, desto wahrscheinlicher ist es, dass sich die anfängliche Unsicherheit legt. Meist dauert es einige Zeit, bis man sich einigermaßen sicher in der Gruppe bewegen kann. Vorerst noch auf schmalen Pfaden werden die eingeschlagenen Wege von Mal zu Mal breiter. Aber auch das ist nicht garantiert. Es kann sein, dass sich »Definitionen der Situation«, die bis auf Weiteres Unsicherheit reduzieren und Orientierung vermitteln sollen, als nicht hinreichend tragfähig erweisen. Was in einer nächsten Stunde zur Sprache gebracht wird, kann zu neuen Unsicherheiten führen. Die Verhältnisse zwischen den Anwesenden können sich wieder verändern und schwieriger werden. Dann ist erneut offen, was im Weiteren geschehen und wie die Situation in der Gruppe gestaltet wird – und vielleicht kehrt man zunächst einmal zu den vertrauteren Mustern der Vergangenheit zurück.

Manchmal werden »Definitionen der Situation« ausdrücklich als solche benannt. Sie können dann auf Beziehungen von Gruppenteilnehmern zur sozialen Welt außerhalb der therapeutischen Gruppe anspielen:

> In einer therapeutischen Gruppe, bei der Beobachter anwesend waren, meinte ein Gruppenteilnehmer bald nach Beginn: »Das ist ja wie im Theater hier.« Tatsächlich konnte man den Eindruck gewinnen, dass mehrere Anwesende wie mit dem Sektglas in der Hand im Foyer hin und her schritten, als müssten sie sich vor einem großen Publikum zeigen und ihren Part besonders gekonnt spielen. Dann

wieder sah es so aus, als beziehe man sich im kleinen Kreis intensiv aufeinander. Nur flüchtige gelegentliche Seitenblicke schienen zu zeigen, dass die gemeinsame Aufmerksamkeit keineswegs nur dem Innenkreis der Gruppe zugewandt war, sondern auch der gruppalen Außenwelt und dem Sehen und Gesehenwerden galt.

In einer anderen Gruppe sprachen einige Teilnehmer angeregt über Mitpatienten von einer anderen Station. Sie hatten merklich Spaß daran zu tratschen. Nach einiger Zeit meinte eine Teilnehmerin in einem Tonfall, der kaum erlaubte, ihre moralische Infragestellung des Verhaltens der anderen Gruppenteilnehmer und ihre Ressentiments zu überhören, was denn »dieses Kaffeeklatschgerede« solle. Auf die Nachfrage einer Mitpatientin, was sie denn damit meine, gab sie zu erkennen, dass das Reden über Abwesende »ziemlich mies« sei. Statt ihr eben noch lustvolles Tratschen fortzusetzen, verfielen die Anwesenden in Schweigen, blickten wie schamhaft zu Boden und schienen von nun an »ernsthaft arbeiten« zu wollen. Verschiedene Themen, die bisher nicht aufgetaucht waren, klangen an, wurden aber rasch wieder fallengelassen. Manchmal fiel noch eine »Tratschbemerkung«, von verstecktem Lachen begleitet. Zu dem gemeinsamen lustvollen Tratsch fanden die Anwesenden jedoch nicht wieder zurück. Bald verlief das Gespräch in der Gruppe nur noch schleppend und zäh. Erst in der folgenden Sitzung diskutierten die Patienten in der Gruppe – jetzt wieder lebhafter – die moralische Frage, ob man denn wohl über Abwesende reden dürfe oder nicht. Erst einige Zeit später fielen Bemerkungen – anfangs vereinzelt, allmählich unüberhörbarer –, wie lustvoll gelegentliches Tratschen doch sein könne.

Zwischen Soziologie einerseits und Gruppenpsychotherapie oder Psychotherapie der Gruppe andererseits spannt sich heute ein weites Feld auf.

Die Soziologie, die damals vor 200 Jahren von Comte als Begriff vorgeschlagen wurde, erforscht alle Aspekte des sozialen Zusammenlebens der Menschen in Gemeinschaften und Gesellschaften; ihre Untersuchungsobjekte sind die Gesellschaft als Ganzes ebenso wie ihre Teilbereiche.

Sie beziehen sich auf ganz unterschiedliche Themen und Gebiete, etwa darauf, wie soziale Strukturen, soziale Rollen, Werte und Normen das Handeln von Gesellschaftsmitgliedern prägen, auf Themen wie Arbeit, wirtschaftliches Handeln, soziale Integration. Im Zuge ihrer Entwicklung hat sich die Soziologie in zahlreiche soziologische Subdisziplinen aufgespalten, die oftmals unter je eigenen Bezeichnungen und empirischen Zugangsweisen arbeiten und meist wie objektiv vorhandene Sachverhalte oder soziale Strukturen gesehen werden. Im Weiteren gilt es dann zu untersuchen, wie die Phänomene, Strukturen, Institutionen oder Organisationen sich auf das Handeln der Gesellschaftsmitglieder auswirken und das Handeln determinieren.

Für eine »Wissenschaft, für die soziales Handeln [...] seinem von dem oder den Handelnden gemeinten Sinn nach auf das Verhalten anderer bezogen wird und daran in seinem Ablauf orientiert ist«, kann das Handeln von Gesellschaftsmitgliedern kein ganz individuelles Handeln sein. Soziales Handeln ist vielmehr – bei Weber (2009 [1922]) zumindest seinem subjektiv gemeinten Sinn nach – auf andere bezogen. Von hier aus ist der Schritt nicht mehr weit hin zu der Auffassung, dass alles Handeln in Anwesenheit von anderen nie eine nur individuelle Produktion ist. Was in einer sozialen Beziehung und somit auch in jeder therapeutischen Gruppe geschieht, geschieht im Kontext des jeweils vorangegangenen Geschehens und weist Spuren des vorangegangenen, von den Anwesenden zuvor produzierten Geschehens auf. In diesem Sinn ist Handeln in sozialen Situationen immer auch Antwort auf jeweils vorangegangenes Geschehen. Dieser Aspekt kennzeichnet die sogenannte Konversationsanalyse, die darauf ausgerichtet ist, die Mittel und Methoden zu rekonstruieren, mit denen Anwesende jede soziale Situation, an der sie selbst gerade teilnehmen, im Zuge ihrer Interaktion hervorbringen.

Handeln in Anwesenheit von anderen geht somit nicht allein aus dem Geist oder der Psyche nur einer oder mehrerer der in der Situation beteiligten Einzelnen hervor, sondern ist »auf das Verhalten *anderer* bezogen [...] und daran in seinem Ablauf orientiert« (Weber, 2019 [1922], S. 8; Kursivierung i. O. gesperrt gedruckt).

So weit das ausgedehnte randunscharfe Gebiet der Soziologie mit ihren zahlreichen und heterogenen Subdisziplinen und die aus dem subjektiven Erleben und Handeln hervorgebrachten und auf die Behandlung von belasteten und gestörten Beziehungen in einer Gruppe ausgerichtete psychoanalytisch-interaktionelle Methode auch voneinander entfernt sind, so eng ist ihre Berührung dort, wo ihre jeweilige soziale, interpersonelle und intersubjektive Realität als eine von allen Anwesenden gemeinsam hergestellte Beziehungsrealität ist.

Die Frage verbinden sie: Wie genau und mit welchen Mitteln und Methoden bringen die jeweils Anwesenden ihre soziale Gegenwart, ihre wechselseitigen Beziehungen, deren Teil sie sind, hervor – sei das in einer von außen in den Blick genommenen scheinbar objektiv vorhandenen soziologischen Teilwelt, sei das in einer aus der Subjektivität der Anwesenden rekonstruierten nicht-bewussten Erlebenswelt, die von einer therapeutischen Zielsetzung getragen wird? Soziale Wirklichkeit wird hier wie dort mit den gleichen basalen Mitteln und Methoden aller in der Situation Anwesenden hervorgebracht.

Supervisor: »Warum meinen Sie, dass der Patient nicht an der Gruppe teilnehmen sollte?«

Therapeut: »Der wertet andere ständig ab und gibt sich so überheblich, der könnte die ganze Gruppe kaputt machen.«

S.: »Wie könnte das aussehen?«

Th.: »Naja, alles, was ich sagen und machen würde, würde der entwerten.«

S.: »Und das sollte der nicht tun?«

(verständnislose Blicke)

S.: »Was befürchten Sie?«

Th.: »Ja, eben, dass ich nicht zum Zuge komme.«

S.: »Und dann, wenn Sie nicht zum Zuge kommen? Das hinzunehmen ist meist nicht so leicht. Versuchen Sie doch nach Möglichkeit zu tolerieren, dass die Entwertungen, zu denen es da in der Gruppe kommt, nichts mit ihrer Person zu tun haben, sondern dass der Patient dazu greifen muss, um die aktuelle soziale Situation für sich und sein Zusammensein mit anderen handhabbar zu machen.

Sie kommen dann eben nicht zum Zuge, und es wird interessant sein, wie es weitergeht, wenn Sie in diesem Zusammenhang mit der Antwort zum Ausdruck bringen könnten, dass das ja wohl nichts wert sei, was von Ihnen in der Gruppe komme. Und nicht minder interessant mit Blick auf den weiteren Verlauf könnte sein, aufmerksam dafür zu sein, wie die Mehrheit der anderen Gruppenteilnehmer mit ihrem ›Benehmen‹ zum Ausdruck bringen wird, dass sie als Gruppentherapeut per Entwertung ausgeschaltet werden sollen. Dabei geht es aus meiner Sicht nicht zuerst darum, unbewusste Hintergründe für das Geschehen aufzuspüren, sondern den Blick für die sozialen Folgen des Geschehens, die Wirkungen, die das Verhalten für die zwischenmenschlichen Beziehungen in dieser sozialen Situation hat, zu sehen.«

Vorbereitung der Patienten auf die gemeinsame therapeutische Arbeit in der Gruppe

Sollte der Gruppentherapeut die Patienten auf die bevorstehende gemeinsame therapeutische Arbeit in der Gruppe in irgendeiner Weise vorbereiten?

Eine gut zu begründende Antwort auf diese Frage ist in hohem Maße davon abhängig, unter welchen Rand- und Rahmenbedingungen die bevorstehende therapeutische Gruppe durchgeführt werden soll. Dabei kommt eine Vielfalt von Faktoren ins Spiel, die für eine Antwort auf diese Frage ins Gewicht fallen. Dazu gehört unter anderem der Faktor »Zeit«. In einer sogenannten halboffenen Gruppe, in der die Anwesenden die Dauer ihrer Teilnahme weitgehend selbstbestimmt festlegen, kann sich die Beteiligung manchmal über ein oder zwei Jahre erstrecken. In einer psychotherapeutischen Gruppe, die unter stationären Bedingungen mit einer Dauer von etwa fünf oder sechs Wochen durchgeführt wird, wird die Mehrzahl der Patienten allenfalls an 15 bis 20 gruppentherapeutischen Sitzungen teilnehmen. Auch wenn die Anzahl der Gruppensitzungen nicht allein maßgeblich dafür ist, wie intensiv und nachhaltig sich die therapeutische Arbeit in der Gruppe bei dem einzelnen Patienten und seinem sozialen Alltagsleben ausgewirkt hat, so sind in der Regel die Chancen einer größeren Effektivität der Gruppentherapie dann größer, wenn dafür mehr Zeit zur Verfügung steht. Aber auch das ist kein Gesetz, auch mit einer psychoanalytisch-interaktionellen Kurzgruppe sind manchmal überraschend weitreichende und anhaltende Veränderungen zu erreichen.

Gruppenpsychotherapeuten, denen für ihre therapeutische Arbeit nur wenige Stunden zur Verfügung stehen, erliegen manchmal der Versuchung, mit Interventionen, die ihrer Vorstellung nach »tief« in das Unbewusste reichen, den Mangel verfügbarer Sitzungen kompensieren zu wollen. Das führt selten zum Erfolg. Wo pathologische Beziehungserfahrungen, die im dynamischen Unbewussten verankert sind, aufgedeckt werden sollen, verlangt das – so wie in einer Psychoanalyse –, in der Regel ein geduldiges Bemühen durch alle Abwehr und alle Widerstände hindurch zu möglichen Deutungen oder Mutmaßungen zu gelangen. Zur gewünschten Wirkung kommt es auf die Schnelle eher selten. Der Versuch eines forcierten Vorstoßes in vermeintliche Tiefen eines Unbewussten wird ganz im Gegenteil häufiger dazu führen, die dagegen aufgerichtete Abschirmung noch dichter zu machen. Nicht allein ins Unbewusste verdrängte verinnerlichte pathologische Beziehungserfahrungen wirken sich beeinträchtigend und nicht selten zerstörerisch auf zwischenmenschliche Beziehungen aus, sondern oft mehr noch das nicht-bewusste implizite Beziehungswissen, mit dem Akteure ihre sozialen Beziehungen gestalten und aufrechterhalten, ohne dass sie wissen, wie sie das können und verwirklichen (Streeck, 2014b).

In eine ganz andere Richtung weg von den Störungen und Verwerfungen, die das zwischenmenschliche Zusammensein und das soziale Alltagsleben nachhaltig belasten und untergraben können, haben sich viele Einrichtungen entwickelt, für die nicht das interpersonelle und intersubjektive Zwischen, das Zusammensein in der Gruppentherapie und das soziale Alltagsleben und Zusammenleben im Vordergrund stehen, sondern die Optimierung des Selbst (Straub, 2019), das individuelle Selbst, Wellness, subjektives Wohlbefinden, die innere Balance. Nicht die vielfältigen Probleme, schweren Krisen, Notlagen, Katastrophen und Traumatisierungen, durch die zwischenmenschliche Beziehungen häufig so schwer belastet und gestört sind und die mit der auf das Zwischen ausgerichteten Perspektive in der psychoanalytisch-interaktionellen Gruppe behandelt werden, sind dabei Thema. Der Blick, der einmal dem Selbst mit dem anderen, dem Du galt, ist auf die innere, ganz individuelle subjektive Erlebenswelt, auf das Ich ausgerichtet.

Patienten, die zur psychotherapeutisch-psychosomatischen Rehabilitation in eine Fachklinik kommen, wird die Teilnahme an der Psychotherapie in einer Gruppe vielleicht empfohlen, manchmal auch dringend nahegelegt, unter Umständen als Teil eines Therapieprogrammes »verordnet«. Nicht ganz wenigen von ihnen erscheint es zunächst befremdlich, an Psychotherapie in einer Gruppe in Anwesenheit von anderen Patienten teilzunehmen. Sie haben keine Vorstellung davon, was dort und wie das geschehen könnte, wie sie sich verhalten sollen und wie das zur Besserung ihres beeinträchtigten seelischen und körperlichen Zustandes beitragen könnte. Sie sind in der Gruppe anwesend, erscheinen vielleicht rat- und orientierungslos und suchen sich an Mitpatienten anzugleichen, von denen sie – nicht selten fälschlicherweise – annehmen, dort ablesen zu können, »wie man das in der Gruppe macht«. Entsprechend konform verlaufen Gruppen oftmals, wenn das Geschehen sich weitgehend selbst überlassen bleibt und die Beteiligten aus einer derart normativ eingeengten Konformität über den weiteren Verlauf hinweg nicht herausfinden.

In diesem Fall wird die Psychotherapeutin der neuen Gruppe – wenn irgend möglich vor deren Beginn – einige Hinweise und Erläuterungen zur psychoanalytisch-interaktionellen Gruppentherapie vermitteln. Wissend, dass derartige kognitive Unterrichtungen sich eher selten dazu eignen, manifestes Verhalten zu verändern, können manche Patienten durchaus Nutzen daraus ziehen – soweit die Verhältnisse überhaupt Raum für entsprechende Erläuterungen lassen. Das ist nicht überall so.

Die Gruppenpsychotherapeutin erläutert den Patienten, die bis dahin weder mit Psychotherapie noch mit Psychotherapie in einer Gruppe in Berührung gekommen sind, die bevorstehende gemeinsame gruppentherapeutische Arbeit etwa mit den folgenden Worten:

> »Sie sind zum ersten Mal in einer psychotherapeutischen Gruppe, und Sie werden möglicherweise unsicher sein, was da auf Sie zukommt und wie Sie mit der gemeinsamen Situation umgehen sollten. Nach meiner Erfahrung sind wohl die meisten von uns geneigt, uns an den anderen Anwesenden zu orientieren und uns dem Verhalten anzupassen, das wir dort bei den anderen zu sehen meinen. Nun sind Sie hierher gekommen, weil Sie mehr oder weniger große Schwierigkeiten mit ihren zwischenmenschlichen Beziehungen haben. Ich denke, Sie könnten hier die Chance nutzen herauszufinden, was genau eigentlich immer wieder zu diesen Schwierigkeiten führt, was Sie dazu beitragen, wie sich Ihr Gegenüber auf Ihr Verhalten hin seinerseits verhält, wie Sie wiederum auf das Verhalten des oder der anderen antworten usw. Dazu ist es allerdings erforderlich, dass Sie sich nicht allein mit sich selbst beschäftigen, sondern dass Sie Ihren Blick – wie wir sagen – auf das Zwischen richten. Damit ist gemeint, dass Sie in erster Linie aufmerksam dafür sind, was *zwischen* Ihnen und den anderen Teilnehmern genau geschieht, wie Sie – um es noch einmal anders zu sagen – das Tun des oder der anderen im Kontakt mit Ihnen und umgekehrt, Ihr Tun im Kontakt mit den anderen wahrnehmen und erleben. Je aufmerksamer Sie dafür sein können, desto deutlicher kann für Sie werden, wie es ein ums andere Mal zu den Problemen kommt, die Ihr Zusammenleben mit anderen häufig so schwer belasten.
>
> Dazu noch eine Ergänzung: Richten Sie Ihren Blick nach Möglichkeit nicht so sehr nur darauf, was Ihr Nachbar tut, und auch nicht nur auf Ihr eigenes Erleben und Tun, sondern richten Sie Ihren

Blick in allererster Linie auf Ihre Beziehungen mit den anderen Anwesenden und die der anderen Anwesenden mit Ihnen, mit anderen Worten: auf das Zwischen. Sie werden merken, dass das leichter gesagt als getan ist. Aber je mehr Ihnen das möglich ist, desto eher werden Sie auf die Mittel und Methoden stoßen, die sich in Ihrem sozialen Alltagsleben immer wieder als Stolpersteine in ihren Beziehungen erwiesen haben.«

Es wäre unrealistisch, ginge die Gruppentherapeutin davon aus, dass sie mit ihren vorbereitenden Hinweisen zu Sinn und Zweck von Psychotherapie in der Gruppe den Patienten einen anschaulichen und von den Patienten ohne Weiteres in ihr Verhalten übersetzbaren Weg hat aufzeigen können, wie sie nützlichen Gebrauch von der Gruppenpsychotherapie machen können. Bittet die Therapeutin nach Abschluss ihrer ersten Aufklärungsbemühungen die Patienten darum, ihr zu sagen, wie sie verstanden haben, was sie ihnen nahezubringen versucht hat, wird sie manchmal die überraschende Erfahrung machen müssen, dass beide Seiten trotz aller Erklärungen noch wenig übereinstimmen. Das kann jedoch kein hinreichender Grund sein, das Bemühen fortzusetzen, in der Vorbereitung auf die psychoanalytisch-interaktionell ausgerichtete Gruppenbehandlung mit den Patienten so weit wie möglich übereinzustimmen:

»Gut, dass Sie das sagen. Da hab' ich Ihnen wohl nicht gut genug erläutern können, was ich gemeint habe. Ich will Ihnen mit meinen Nachfragen ja nicht zusetzen. Ich meine aber, dass es für unser gemeinsames Vorhaben wichtig ist, dass es nicht von vornherein zu Missverständnissen kommt und wir uns dann eventuell in ganz unterschiedliche Richtungen bewegen, statt in guter Weise miteinander arbeiten zu können.

Ich hatte nicht gemeint, dass jeder Teilnehmer an der Gruppe, einer nach dem anderen, sagen soll, was sein Anliegen in der Gruppe ist, falls er oder sie ein derartiges Anliegen hat. Gemeint habe ich, dass jeder der Anwesenden zeigen oder sagen sollte, was gerade bei ihr oder ihm los ist, was ihm oder ihr gerade spontan – ›frei‹ – eingefallen ist. Dafür gibt es aber keine bestimmte Reihenfolge oder Ordnung. Wir halten, wenn wir im sozialen Alltagsleben miteinander zu tun haben, ja auch keine vorher festgelegte Reihenfolge ein oder tun das allenfalls dann, wenn das von außen verlangt wird, zum Beispiel wenn wir in einer Menschenschlange darauf warten müssen, an der Reihe zu sein. Keine besonders erfreuliche Situation in meinen Augen! Für mich ist es viel lebendiger, wenn jede und jeder hier sich möglichst ›frei‹ zeigen und äußern kann, ohne sich von solchen Gleichmachereien einschränken zu lassen.«

Grundregel

»Grundregel« wurden einmal die Anforderungen genannt, die der Patient, der sich einer Psychoanalyse unterzog, zu befolgen hatte, damit die Analyse erfolgreich verläuft und mit gutem Ergebnis abgeschlossen werden kann – ein Satz konkreter Vorgaben. So sollte der Patient – in entspannter Lage auf der Couch liegend – aussprechen, was immer ihm in seiner Selbstbeobachtung gerade auf- und einfiel (»freie Assoziation«) und nichts verschweigen, auch wenn ihm seine Einfälle und Selbstbeobachtungen unangenehm und peinlich waren.

In dem Maße, wie sich der Schwerpunkt der psychoanalytischen Arbeit wegbewegt hat von der Zentrierung der Aufmerksamkeit des Patienten auf sich selbst und stattdessen sein Erleben und die interpersonellen Beziehungen mehr ins Zentrum der Aufmerksamkeit in der gruppentherapeutischen Arbeit gerückt sind, haben sich auch die Empfehlungen verschoben, die dem Patienten nahelegen, wie er sich in der Behandlung verhalten möge. Mittlerweile findet man in Abhängigkeit von der jeweiligen fachlichen Orientierung der Gruppensychotherapeuten statt verbindlicher Regeln eine bunte Vielfalt von Empfehlungen und Grundsätzen, an denen die Patienten sich für die psychotherapeutische Arbeit in der Gruppe orientieren sollen oder auch müssen. Dabei scheinen die Regeln, die der Psychotherapeut für die Behandlung vorgibt, manchmal den Belangen des Psychotherapeuten und seinen fachlichen Interessen weiter entgegenzukommen als den Interessen der Patienten.

Zwischen der »freien Assoziation«, die für einen Patienten in einer Psychoanalyse gilt, und den »freien Einfällen«, die mitzuteilen den Patienten in der Gruppenanalyse nahegelegt wird, auf der einen Seite, und der auch »freie Interaktion« genannten Empfehlung für das Verhalten der teilnehmenden Patienten in einer psychoanalytisch-interaktionellen Gruppenpsychotherapie auf der anderen Seite gibt es einen Unterschied, dessen Bedeutung und Reichweite nicht immer hinreichend gesehen wird:

Bei genauem Hinsehen stellt sich heraus, dass »freie Interaktion« im Grunde ein Widerspruch in sich ist. Die Beziehungen zwischen Anwesenden in einer Gruppenpsychotherapie sind nicht in der Weise »frei«, dass sie unabhängig von den anderen Anwesenden wären. Eine soziale Beziehung kann nicht das Produkt nur des Tuns einer einzelnen individuellen Person sein. In diesem Sinn kann auch eine einzelne Person für sich allein keine Beziehung haben: »Zu einer »Beziehung gehören immer mindestens zwei« (Streeck, 2023).

Gleich, was die einzelnen Beteiligten in der psychoanalytisch-interaktionellen Gruppe tun und wie sie das tun, sind sie an der Herstellung der aktuellen Situation beteiligt – mit ihrem So-Sein in der Gruppe, ihrem Schweigen, ihren Blicken, ihren Kommentaren. Die, die im Zusammensein in der psychotherapeutischen Gruppe schweigen, tragen mit ihrem Schweigen und scheinbaren Nichtstun ebenso zur Herstellung der gemeinsamen Situation bei wie diejenigen, die mit ihrer Aktivität das Zusammensein zu dominieren scheinen.

Eine Diagnose wie »narzisstisch« oder »antisoziale Persönlichkeit« lässt erwarten, dass die Person in besonderem Maße psychisch und sozial gestört ist. Das heißt nicht, dass die Person auch den größten Einfluss auf das zwischenmenschliche Geschehen in der Gruppe hat. Meist ist es die Mehrheit, oftmals die schweigende und scheinbar passive Mehrheit der Anwesenden, deren Verhalten sich am weitestgehenden darauf auswirkt, was in der Gruppe geschieht und nicht geschieht, in welche Richtung sich die Gruppe weiterentwickelt oder gerade nicht entwickelt, was sein und werden darf oder vermieden werden muss.

Schweigendes scheinbares Nichtbeachten oder der flüchtige vielsagende Blickaustausch einer schweigenden Mehrheit in der Gruppe kann in weit stärkerem Maße das gemeinsame Geschehen lenken als das jedes noch so nachdrücklich vorgetragene und in Szene gesetzte Verhalten einer Minderheit der Anwesenden das vermöchte.

Dass es in der Regel Mehrheiten sind, die den größten Einfluss auf soziales Geschehen haben, wird manchmal übersehen. Was in der psychoanalytisch-interaktionellen Gruppenpsychotherapie geschieht, kann so nicht geschehen, wenn nicht eine Mehrheit der Anwesenden sich – meist wortlos – damit einverstanden zeigt, dass eben das geschieht, was geschieht und wie das geschieht.

Insofern kann soziale Interaktion nie in dem Sinne »frei« sein. Immer ist das vorangegangene Erleben und Tun aller Beteiligten schon da, und was daraufhin als Nächstes geschieht, nimmt unvermeidlich – ob die Anwesenden das wollen oder nicht – Bezug auf das vorangegangene Geschehen.

Auf diese Weise »verhandeln« die Patienten in der Gruppe im Zuge ihrer facettenreichen, oft subtilen, manchmal lautstarken, manchmal munteren und angeregten Interaktion und Mikrointeraktion darüber, wie es in der Gruppe zwischen ihnen zugehen sollte – und das mit all den unüberschaubar reichhaltigen und differenzierten Mitteln, mit denen auch Mikrointeraktion im mal persönlichen, mal weniger persönlichen sozialen Alltagsleben gestaltet und abgewickelt wird.

In einer therapeutischen Gruppe sind die Patienten mit einer Vielzahl von Umständen, Problemen und Situationen konfrontiert, für die vorerst offen ist, ob und wie sie reguliert werden: für den Umgang mit Fremdheit und Vertrautheit, für Fragen von Gleichheit und Ungleichheit, für den Umgang mit Ablehnung und Zuneigung, mit Nähe und Distanz, Sympathie und Antipathie, für den Umgang mit aggressiven und mit libidinösen Gefühlen, für sexuelle Anziehung und Abneigung, für Fragen von Macht und Einflussnahme, Spontaneität und Kontrolle, für Kritik und Friedfertigkeit und vieles andere mehr.

Die oft schwerwiegenden Beeinträchtigungen, die das soziale Alltagsleben vieler Patienten überschatten – unfreiwillige soziale Isolation, Gewaltandrohungen und Gewalt, wiederkehrendes Scheitern von Beziehungen, Betrug, Retraumatisierungen und anderes mehr –, lassen es häufig nicht zu, den Patienten für die gemeinsame therapeutische Arbeit in der Gruppe zu empfehlen, sich in möglichst »freier«, »unzensierter« Weise an dem interaktiven Geschehen zu beteiligen. Manche Patienten können sich nicht ausreichend schützen und fühlen sich der gemeinsamen Situation in der Gruppe ausgeliefert oder drohen in einer nicht mehr zu steuernden Weise zu regredieren. In diesem Fall wird der Gruppenpsychotherapeut dem oder den betroffenen Patienten konkrete Verhaltensempfehlungen an die Hand geben, die verhindern sollen, dass die Patienten in eine Situation in der Gruppe geraten, die ihre Möglichkeiten zur Steuerung und Kontrolle ihres Verhaltens übersteigen.

So kann die Psychotherapeutin einem Patienten zum Beispiel noch vor Beginn der Therapie anraten, ein Thema in der Gruppe vorerst nicht anzusprechen. Sie kann beispielsweise begründete Hinweise darauf haben, dass ein Patient nicht in der Lage sein wird, Grenzen zu setzen angesichts der Gefahr, von Erinnerungen an traumatische Erfahrungen überflutet zu werden. Das kann es erforderlich machen, dass die Psychotherapeutin ihrerseits die Funktion der Grenzziehung übernimmt und mit einem entschiedenen »bis hierher und nicht weiter« das Gruppengeschehen im Notfall steuert und begrenzt. Das bedeutet nicht, dass die Gruppentherapeutin die Führung der Gruppe übernimmt, wohl aber, dass sie gleichsam über die Sicherheit der Gruppe wacht und notfalls zu Maßnahmen greift, die das gewährleisten.

Manchmal findet sich die Gruppentherapeutin in einer Situation in der Gruppe wieder, in der ihr ihr eigenes Verhalten im Rückblick unerklärlich und rätselhaft erscheint.

> Die Gruppentherapeutin berichtet in einer Supervision, dass es mit einem Patienten in der psychoanalytisch-interaktionellen Gruppentherapie zu erheblichen Problemen gekommen sei. Darum gebeten, die Situation und möglichst auch deren Entwicklung zu schildern, verweist die Therapeutin auf die Diagnose des Patienten.

Supervisor: »Sie beziehen sich jetzt wieder auf die Diagnose?«
Therapeutin: »Ja, ich weiß ja, dass der Patient ziemlich krank und gestört ist und auch schon gewalttätig war.«
S.: »Und damit haben Sie jetzt auch gerechnet?«
Th.: »Ja, ich glaube, dass das plötzlich wieder losgehen kann.«
S.: »Gab es dafür denn Anzeichen, dass der Patient mit einem Male wieder gewalttätig werden könnte? Hat er sich irgendwie anders verhalten als in der Vergangenheit?«
Th.: (nachdenklich) »Nee, eigentlich nicht. Das war so eine angespannte Atmosphäre.«
S.: »Und wie ging es Ihnen?«
Th.: »Ich glaube, ich hatte Angst ...«
S.: »... dass was passieren könnte?«
Th.: »Ja, eben, dass der Patient plötzlich wieder bedrohlich wird oder zuschlägt. Der lässt dann auch manchmal Bemerkungen fallen, ich werde dann ganz unsicher, womit ich im nächsten Moment rechnen muss.«
S.: »Vielleicht könnten Sie versuchen, dem Patienten *antwortend* gegenüberzutreten. Wenn ich an Ihrer Stelle wäre, würde ich vielleicht so auf den Patienten eingehen:

›Herr P., manchmal, wenn ich Sie hier in der Gruppe erlebe, werde ich unsicher und gelegentlich auch etwas ängstlich, ob ich mich eigentlich darauf verlassen kann, dass nichts geschieht, das die gemeinsame Arbeit in unserer Gruppe ins Wanken bringen könnte. Ich weiß, in den letzten eineinhalb Jahren unserer gemeinsamen Arbeit ist nichts in der Richtung geschehen, Sie haben sich immer an unsere Vereinbarungen gehalten. Aber es ist nun einmal so: Wenn Sie Ihre oft etwas provokativen Bemerkungen fallen lassen, werde ich unsicher, womit ich wohl im nächsten Moment zu rechnen habe. Und das macht unsere Zusammenarbeit für mich nicht einfacher. Ich würde mich gerne sicherer fühlen können und mich darauf verlassen, dass unsere Vereinbarungen auch weiterhin gelten.‹

Hierauf erwidert der Patient möglicherweise: ›Können Sie doch!‹ Sie könnten dann entgegnen: ›Ich meine damit nicht nur 95-, sondern 100-prozentig verlassen. Auf die Weise würden Sie sicherlich erheblich dazu beitragen, dass ich mich bei unserer therapeutischen Arbeit in der Gruppe auch weiterhin ausreichend sicher fühlen könnte. Was meinen Sie dazu?‹ «

Antworten sind keine Deutungen oder Mutmaßungen, mit denen unbewusster Sinn individuellen Erlebens und Handelns zur Sprache gebracht werden soll. Antworten legen offen, was das für den oder die Adressaten »ist«, was sie in Interaktion mit ihrem Gegenüber gerade erfahren:

»Wenn Sie mich so abweisend behandeln, nachdem ich versucht habe, ihnen zu sagen, wie ich das gemeint habe, fühle ich mich nicht gerade eingeladen, ein weiteres Mal auf Sie zuzugehen.«

Antwortend äußert sich die Gruppentherapeutin weder zu Absichten, unbewussten Impulsen, Handlungstendenzen oder Gefühlen der Patienten oder nimmt in anderer Weise auf unbewusstes Erleben Bezug.

Explizite und implizite Themen

»In sozialer Interaktion verstehen wir die Absichten einer anderen Person unmittelbar, weil sich ihre Absichten explizit in ihren verkörperten Handlungen und ihrem Verhalten zeigen« (Gallagher & Hutto, 2008, S. 20; Übers. U. S.).

Für Verstehen des anderen sind Interaktion, körperliches bzw. leibliches Wissen und Zwischenleiblichkeit grundlegend. Akteure verstehen einander, weil sie miteinander in körperlicher Präsenz interagieren, füreinander mehr oder weniger offen sind, sich berühren und berührt werden und sich in Resonanz versetzen, sich in zwischenleiblicher Resonanz verstehen.

Manchmal eröffnet ein Teilnehmer an einer psychoanalytisch-interaktionellen Gruppentherapie die Gruppe mit der Frage, wer denn heute ein »Thema« habe. Gemeint ist dann meistens ein explizites Thema.

Pat. 1: »Ich würde gerne einmal darüber sprechen, wie ihr das findet, wenn mein Mann, wenn er von der Arbeit nach Hause kommt, sich die Zeitung schnappt, sich in den Sessel pflanzt und mich in der Küche das Abendessen machen lässt?«
Pat. 2: »Arbeitest du denn tagsüber auch?«
Pat. 1: »Ja, ich arbeite halbtags als Pflegehelferin in der Klinik.«
Pat. 2: »Hast du ihn denn mal daraufhin angesprochen?
Pat. 1: »Ja, schon. Aber der meint, ich würde ja nur halbtags arbeiten.«
Pat. 2: »Und was meinst du dazu?«
Pat. 1: »Ich finde das nicht in Ordnung.«
Pat. 2: »Aber du nimmst das einfach so hin? Das würde ich an deiner Stelle nicht akzeptieren.«

In einer anderen Gruppe wird von einem Teilnehmer initial die Frage aufgeworfen, ob die Behandlung den anderen denn eigentlich »was bringt«. Das führt zu einer lebhaften Diskussion.

Pat. 1: »Ich finde das gut, dass man hier mal ein paar Wochen zur Ruhe kommt. Außerdem hätte ich nicht damit gerechnet, so viele Leute zu treffen, die in einer ganz ähnlichen Situation sind wie ich. Ich wusste ja eigentlich gar nicht, was da auf mich zukommt.«
Pat. 2: »Ich finde die Entspannung ganz gut. Aber mit dem Malen und so kann ich nicht viel anfangen.«
Th.: »Und was machen Sie jetzt damit?«
Pat. 2: »Was soll ich da machen?«
Th.: »Na, Sie könnten zum Beispiel anfragen, ob Sie nicht statt des Malens etwas anderes machen könnten.«

Pat. 2: »Das klappt ja sowieso nicht.«
Th.: »Woher wissen Sie das?«
Pat. 2: »Naja, ich war ja schon mal in einer Reha. Da musste man alles machen, was die vorher in einen Plan eingetragen hatten.«
Th.: »Und das ist hier auch so?«

Damit sieht sich der Patient aufgefordert, die Realität in der Klinik zu prüfen, eine Aktivität, der er bisher lieber aus dem Weg geht, während er stattdessen an seinen Vorurteilen festhält. In diesen expliziten Themen werden implizite Mitteilungen deutlich.

Ist »Gruppentherapeut« eine soziale Rolle?

Der Arzt, der einen kranken Patienten behandelt, hat in der Regel vor Beginn der Behandlung eine Diagnose gestellt und weiß daraufhin, wie das ärztlich-medizinische Vorgehen sein und mit welchen Mitteln die Behandlung durchgeführt werden sollte. Für seine ärztlich-medizinische oder psychotherapeutische Arbeit stehen dem Arzt oder Gruppenpsychotherapeuten meist mehrere »Heil- und Hilfsmittel« wie Leitlinien, Testverfahren oder Fragebögen zur Verfügung, die ihn dabei unterstützen sollen, sein diagnostisches und therapeutisches Handeln mit aktuellen Richtlinien in Einklang zu bringen. Dabei ist der Arzt gleichsam »Herr des Verfahrens«, der Experte, der weiß, was in einer lege artis durchgeführten ärztlich-medizinischen Therapie wie zu geschehen hat, und der das Wissen und Können hat, mit dem er den Patienten durch die Behandlung begleitet und führt.

Die Haltung des Psychotherapeuten in der psychoanalytisch-interaktionellen Psychotherapie in der Gruppe ist mit der eines Arztes, der definierte Krankheiten behandelt, jedoch nur bedingt vergleichbar. Allenfalls ausnahmsweise ist er derjenige, der eine führende Rolle übernimmt. In der Regel nimmt er an dem Geschehen in der Gruppe nicht in der Rolle eines Experten teil, auf dessen fachlichem Wissen seine Kompetenz beruht.

In der psychoanalytisch-interaktionellen Gruppentherapie ist der Gruppentherapeut vielmehr Teilnehmer und Interaktionspartner im Gegenüber und insofern an den jeweiligen Beziehungen mit ihren Brüchen, gravierenden Störungen und sich wiederholenden Problemen beteiligt. Als Teilnehmer kann er nicht nur Außenstehender sein, der von außen auf das zwischenmenschliche Geschehen in der Gruppe hinzeigt. Er lässt sich erreichen und berühren, die Patienten in der Gruppe wecken Gefühle, Handlungsbereitschaften und Impulse bei ihm, die ihre Spuren hinterlassen. Sein Erleben führt ihn auf den Weg hin zu Antworten, die die Teilnehmer an der Gruppentherapie aus ihren Verstrickungen und Beziehungsstörungen potenziell heraushelfen können:

> **Th.:** (An die Gruppe gewandt) »Mögen Sie nicht sagen, was Sie beschäftigt?«
> (Schweigen)
> **Th.:** »Keine Antwort?«
> (Schweigen)
> **Th.:** »Wissen Sie, wenn Sie hier nicht einmal reagieren, wenn ich Sie mehrfach anspreche, bin ich allmählich nicht mehr bereit, von mir aus auf Sie zuzugehen. Wenn Sie nicht mit mir reden wollen, dann müssen Sie das wissen. Ich merke, dass ich langsam keine Lust mehr habe, Ihnen immer wieder hinterherzulaufen und ein ums andere Mal im Regen stehengelassen zu werden.«
>
> Das sagt der Gruppentherapeut, wenn er schon gewiss sein kann, dass in der Gruppe die Beziehungen ausreichend stabil sind.

Der Psychotherapeut »antwortet«. Er drückt aus, wie sich in Interaktion mit den Anwesenden deren Tun auf ihn ausgewirkt hat und dass er nicht bereit ist, das einfach hinzunehmen.

Als Teilnehmer am interaktiven Geschehen ist der Gruppenpsychotherapeut in der psychoanalytisch-interaktionellen Gruppe für die Patienten als Gegenüber, eben als andere Person präsent. Statt mehr oder weniger unerkennbar zu bleiben, ist er auf Austausch und Interaktion eingestellt, ganz so, wie im sozialen Alltagsleben die beteiligten Akteure in der Regel auf Austausch und Interaktion eingestellt sind.

Was Frau M. mit ihrem leiblichen Tun und ihren Worten zum Ausdruck bringt, folgt dem vorangegangenen Verhalten von Frau E., Herrn W. und Herrn P. Und was Frau E., Herr W., Herr P. und andere Anwesende als Nächstes zeigen und sagen, ist wiederum Antwort auf Frau M. und ist zugleich Kontext für deren nachfolgendes Verhalten. So funktioniert soziale Interaktion, und so funktioniert auch psychoanalytisch-interaktionelle Gruppenpsychotherapie: Jeder Schritt ist unvermeidlich Antwort auf den oder die vorangegangenen Schritte und ist selbst wiederum Kontext für nachfolgende Schritte. Was die Anwesenden zeigen und tun, steht nicht für sich, sondern steht in Beziehung mit dem Zeigen und Tun aller Beteiligten.

Sind Akteure in sozialer Interaktion voneinander getrennte Einzelne?

Man könnte umgekehrt unterstellen: Wären sie das nicht, sondern wären sie vermittelt über ihre Leiblichkeit schon miteinander verbunden – warum sollten sie dann überhaupt miteinander interagieren? Warum sollte Herr R. Frau L. überhaupt auf ihre bevorstehende Verabredung für einen gemeinsamen Spaziergang hin ansprechen? Könnte er nicht davon ausgehen, dass Frau L. – vermittelt über ihrer beider Zwischenleiblichkeit – mit ihm verbunden ist und beide somit einander schon verstehen?

Die psychoanalytisch-interaktionelle Gruppenpsychotherapie ist, was auch immer da geschieht, ein Produkt von sozialer Interaktion. Keiner der Beteiligten kann irgendetwas tun, mit dem er dem Gegenüber nicht antwortet. Immer geht seinem Tun oder Lassen das Tun oder Lassen voran, auf das er im nächsten Schritt antwortet.

»Antworten« ist kein nur kognitiv gesteuertes Handeln, sondern meist nicht-bewusstes implizites Tun, das in implizitem Beziehungswissen gründet.

Ich kann mir bewusst vor Augen führen, was ich da eben erlebt und getan habe. Aber ich habe das nicht unbewusst getan. Meine Antwort ist kein Produkt meines individuellen dynamischen Unbewussten. Eher schon ist es mir passiert, als Element meines impliziten Beziehungswissens gleichsam zutage getreten. Ich bin mit anderen zusammen, und wie ich mit anderen zusammen bin, was ich da wie tue oder lasse, ist nicht zuerst Produkt meines bewussten rational gesteuerten Verhaltens, sondern meines impliziten Beziehungswissens. Implizites Beziehungswissen ist nicht-bewusstes Wissen, mit dem Akteure soziale Interaktion im Alltag abwickeln, ohne dass sie wissen, dass und wie sie das tun, nämlich im beschreibenden Sinn nicht-bewusst. Anders als dann, wenn das Verhalten, das aus einem dynamischen Unbewussten hervorgeht und damit potenziell bewusstseins- und damit sprachfähig ist, ist implizites Beziehungswissen weder bewusst noch bewusstseins- und sprachfähig. Implizites Wissen ist einem »Können« ähnlicher als deklarativem Wissen.

Und ebenso gründet die Fähigkeit, sich in interpersonellen Beziehungen sicher zu bewegen, zu einem nennenswerten Anteil in implizitem Beziehungswissen. Wir können das, aber wissen meist nicht genau zu sagen, wie wir das können.

Herausforderungen und Missverständnisse

Gefährdungen des Rahmens

In der psychoanalytisch-interaktionellen Gruppenpsychotherapie kann es gelegentlich zu massiven Eskalationen kommen. Die gemeinsame Situation droht aus den Fugen zu geraten.

> Zwei Teilnehmer sind von ihren Stühlen aufgesprungen und gehen aufeinander los. Die Gruppentherapeutin ist bemüht, mit kräftiger und lauter Stimme zu verhindern, dass es zwischen den beiden zu einer Schlägerei kommt: »Setzen Sie sich gefälligst wieder hin und zwar sofort!«
>
> Die beiden Männer lassen sich nicht voneinander trennen und reißen mit wüsten wechselseitigen Beschimpfungen an ihrer Kleidung. Erst nachdem Hilfe von außen hinzugezogen werden konnte, lassen sie voneinander ab. Die Gruppe wird abgebrochen und die beiden Akteure werden aus der Behandlung entlassen.
>
> Sie haben sich nicht an die Vereinbarungen gehalten, die im Vorgespräch angesprochen wurden. Gewaltanwendung und ungesteuerte aggressive Durchbrüche sind verboten. Es ist sehr belastend für eine solche Gruppe, wenn eine Gruppentherapie so endet.

Wenn ein Teilnehmer in einer therapeutischen Gruppe die vereinbarten Rahmenbedingungen nicht einhält, betrifft das nicht nur diesen einen Teilnehmer. Die anderen in der Gruppe sind Zeugen der Verletzung des Rahmens. Darum steht in diesem Moment für alle Teilnehmer die Frage an, wie stabil und unverbrüchlich der Rahmen ist. Das individuelle Ereignis wird unvermeidlich zu einem Präzedenzfall, an den – ausdrücklich zur

Sprache gebracht oder gleichsam zwischen den Zeilen – die Frage geknüpft ist, ob die Vereinbarung, gegen die das den Rahmen verletzende Verhalten gerichtet war, zukünftig noch gilt oder aber außer Kraft gesetzt ist. Mit der Art und Weise, wie die Gruppentherapeutin sich in Anwesenheit der anderen Gruppenmitglieder dazu verhält, nimmt sie deshalb nicht nur zu dem Verhalten dieses Teilnehmers, der solches Verhalten zeigt, Stellung, sondern sie bekundet gleichzeitig *vor* allem anderen und *für* alle anderen in der Gruppe, wie verbindlich der Rahmen ist und welche Folgen es hat, wenn Rahmenvereinbarungen nicht eingehalten werden. Damit steht die Gruppentherapeutin in diesem Moment in ihrer Funktion als Vertreterin und Garantie unverbrüchlicher Rahmenvereinbarungen gleichsam auf dem Prüfstand. Jetzt erweist sich an ihrem Verhalten, ob und inwieweit sie die Sicherheit und Orientierung vermittelnde Funktion des Rahmens garantieren kann.

Dabei darf die Gruppentherapeutin Rahmenvereinbarungen nicht wie Instrumente handhaben, denen sie nur um einer von ihr bestimmten Ordnung willen Nachdruck verleiht. Rahmenbedingungen, die nicht erkennbar die Funktion haben, eben die Bedingungen zu gewährleisten und aufrechtzuerhalten, die für die gemeinsame therapeutische Arbeit erforderlich sind, drohen zu Instrumenten zu werden, die nur mehr ihrer Macht und Autorität dienen, die aber nicht die Bedingungen sichern helfen, die notwendig dafür sind, dass die gemeinsame therapeutische Arbeit in der Gruppe potenziell erfolgreich durchgeführt werden kann. Der Therapeutin wäre damit jede legitime Grundlage entzogen, für die mit den Patienten vereinbarten Bedingungen mit Nachdruck eintreten zu können.

Werden Rahmenbedingungen nicht eingehalten, sind grundlegende Voraussetzungen nicht mehr gewährleistet, die für eine potenziell erfolgreiche Arbeit in der Gruppe nötig sind. Eine Behandlung fortzusetzen, bei der die erforderlichen Rahmenbedingungen nicht oder nicht mehr eingehalten werden, hieße deshalb, die Arbeit in der Gruppe in dem Wissen fortzuführen, dass davon kein therapeutischer Nutzen zu erwarten ist; der Therapeut würde fahrlässig handeln. Unter solchen Bedingungen muss die Wiederherstellung der Gültigkeit eines stabilen Rahmens Priorität haben.

Manche Personen mit strukturellen Störungen können sich nur schwer auf verbindliche Rahmenvereinbarungen festlegen. Sie fürchten, damit Selbstbestimmung aufzugeben und sich einem fremden Willen zu unterwerfen. Umso wichtiger ist es, dass die Gruppentherapeutin nicht nur verbal, sondern auch durch die Art und Weise, wie sie die Rahmenbedingungen handhabt, erkennbar macht, dass der Rahmen kein Ordnungs- oder Herrschaftsinstrument ist, sondern notwendige Voraussetzung für die gemeinsame therapeutische Arbeit.

Oft sind es Personen im jungen Erwachsenenalter, insbesondere Borderline-Patienten, die die Begrenzungen des Rahmens nur schwer tolerieren können. Junge Patienten beispielsweise, die die adoleszenztypischen Entwicklungsanforderungen über viele Jahre hinweg mit Drogen gedämpft haben und deren psychisches Funktionsniveau sich in weiten Teilen auf dem Niveau von Bedürfnisbefriedigung bewegt, können Versagungen und Frustrationen manchmal kaum aushalten und reagieren darauf mit heftiger Wut, die gelegentlich dem Ausdruck einer Wut ähnelt, die das Entbehrte gleichsam herbeischreien will. Sie können die Grenzsetzungen des Rahmens, die ihnen abverlangen, auf solche unmittelbare Bedürfnisbefriedigung zu verzichten und ihr Verhalten mit von außen an sie herangetragenen Erwartungen abzustimmen, kaum ertragen.

Unabhängig davon, welche bewussten und unbewussten Beweggründe die jeweiligen Personen zu ihrem Verhalten, mit dem Rahmenvereinbarungen überschritten werden, veranlasst haben mögen, so steht in der Gruppe auch in diesen Fällen immer auf dem Spiel, ob die Begrenzungen des Rahmens Gültigkeit behalten oder ob die Gefahr realistisch ist, dass sich Beliebigkeit und Willkür breitmachen.

Manchmal zeigen Personen in Gruppensitzungen mehr oder weniger impulsives Verhalten: Sie verleihen Gefühlen und Handlungsimpulsen nicht mehr nur mit Worten Ausdruck, sondern gehen zu konkretem Handeln über. Selbst milderen Rahmenverletzungen stellen die Unverbrüchlichkeit des Rahmens und die Verlässlichkeit der Gruppentherapeutin infrage. Darum sollte die Therapeutin bei allem Verständnis auch milden Rahmenverletzungen wie etwa Umarmungen entgegentreten.

Wird ein Patient von Impulsen und Gefühlen überflutet und scheint nahe daran zu sein, die Kontrolle über sein Verhalten zu verlieren, ist es besonders wichtig, dass die Therapeutin unverzüglich und unmissverständlich Grenzen zur Geltung bringt, gegebenenfalls auch mit Nachdruck oder manchmal auch mit einem barschen, Einhalt gebietenden Hinweis, der dann gleichsam die Funktion eines unübersehbaren Verbotsschildes hat.

Vermeiden

Zu vermeiden kann manchmal ein guter Weg sein, mit besonders gravierend gestörten Bedingungen und Umständen, bedrohlichen Störungen und Beziehungskonflikten und schwer steuer- und kontrollierbaren Situationen umzugehen. In einer Situation zum Beispiel, in der die andere Person oder mehrere andere Personen – aus welchen Gründen auch immer – mit Gewalt drohen oder sich gar gewalttätig zeigen, ist es in der Regel vernünftig, sich den Drohungen zu entziehen und die Situation zu verlassen. Sich als jemand zeigen zu wollen, der keine »Herausforderung« scheut, meint, »mutig« sein zu müssen, oder nicht »feige« erscheinen zu wollen, wird leicht Gefahr laufen, schweren Schaden zu nehmen. Sich davor schützen zu wollen und zu schützen, ist dann jedoch kein Zeichen von Schwäche oder »Feigheit«, sondern ein guter Weg, mit einer Situation umzugehen, in der eine ernsthafte Gefahr für die eigene körperliche Unversehrtheit droht. Ob das der Fall ist und einzuschätzen, wie bedrohlich eine soziale Situation tatsächlich ist oder wahrscheinlich noch werden kann, setzt allerdings die Fähigkeit voraus zu antizipieren, wie sich die aktuelle Situation voraussichtlich noch entwickeln kann und wird.

> In einer Gruppenpsychotherapie berichtet Frau S., dass sie am Wochenende mit ihrem Freund in der Altstadt unterwegs war, als sie sich plötzlich einer Gruppe von unübersehbar alkoholisierten Jugendlichen gegenüber gesehen haben, die ihnen den Weg versperrt, sich ohne Grund drohend vor ihnen aufgebaut und bei ihrem Versuch, an der Gruppe vorbeizukommen, angerempelt und mit obszönen Beleidigungen überhäuft haben. Außerdem sei es ihr gegenüber zu einem sexuellen Übergriff gekommen. Ihr Freund sei wütend geworden. Es hätte nicht viel gefehlt und es wäre mindestens zu einer Schlägerei gekommen, in der sie der Übermacht der alkoholisierten Jugendlichen hoffnungslos unterlegen gewesen wären und um ihr körperliches Wohlergehen hätten fürchten müssen. Sie hatte ihren Freund gedrängt, die Flucht zu ergreifen und schnellstens wegzulaufen. »Ich bin doch nicht feige«, sei sein Kommentar gewesen, ehe sie ihn beiseite gezerrt und beide schließlich vom Ort des Geschehens geflohen seien. Als Frau S. ihre Schilderung beendet hat, antworten mehrere Gruppenteilnehmer mit anerkennenden leiblichen Gesten, einem knappen »gut gemacht« oder ähnlich. Dem schließt sich die

Gruppentherapeutin an: »Ja, dem kann ich mich nur anschließen. Ich hätte wohl auch gedacht ›nur weg hier‹ und hätte gemacht, dass wir beide wegkommen. Kann manchmal gar nicht so einfach sein, einigermaßen klar zu erkennen – und das in kürzester Zeit –, wie sich so eine Situation wahrscheinlich weiterentwickeln wird«.

Um zu unterstreichen, dass der Weg des Vermeidens nicht etwa Ausdruck von »Feigheit« oder »Schwäche« sein muss, sondern eine Möglichkeit ist, schwere destruktive Konflikte zu umgehen, unterstreicht die Gruppentherapeutin mit ihrer Antwort die spontanen Antworten anderer Teilnehmer.

In derselben Gruppentherapiesitzung kommt auch Herr K. auf das Thema »Vermeiden« und seine Neigung, interpersonelle Situationen so weit irgend möglich zu vermeiden, in denen es aus seiner Sicht zu Schwierigkeiten, Meinungsverschiedenheiten oder Konflikten kommen könnte. Das habe ihm schon einige Male unangenehme Begegnungen eingetragen, habe aber nicht dazu geführt, dass er sich in entsprechenden Situationen anders hätte verhalten können.

Th.: »Würden Sie mal an einem Beispiel schildern, was für Situationen das sind, denen Sie ausweichen und die Sie immer wieder vermeiden müssen?«

K.: »Naja, was mich schon lange stört, ist die Beziehung zu unseren Nachbarn. Wir haben da eine Garagenausfahrt, die ist nicht sehr breit, und die grenzt direkt an deren Garagenausfahrt an. Die stellen ihre Fahrräder immer auf unsere Seite. Die haben mal behauptet, dass das ja kein Problem sei, weil wir ja immer später losführen als sie. Aber das stimmt nicht. Um aus der Garage zu kommen, muss ich dann entweder die Fahrräder erst beiseitestellen, oder ich muss mich mit dem Auto durch den engen verbleibenden Weg hindurch bugsieren. Jedes Mal ärgert mich das wieder, aber ich habe noch nie etwas gesagt.«

Th.: »Warum nicht?«

K.: »Ich habe keine Lust, mit meinen Nachbarn im Streit zu liegen.«

Th.: »Lieber nehmen Sie es auf sich, sich morgens, wenn Sie zur Arbeit müssen, abzumühen, den Weg freizubekommen, als dass Sie hingingen und ihre Nachbarn ansprechen, um die Situation zu klären und zu bereinigen.«

K.: »Und dann redet man hinterher gar nicht mehr miteinander.«

Th.: »Davon gehen Sie aus?«

K.: »Ja, klar.«

Th.: »Aus Erfahrung oder weil Sie generell vermeiden, wenn erforderlich, auch einmal Klartext zu reden?«

K.: »Ich will keine Probleme mit anderen Leuten haben.«

Th.: »Verständlich. Ich auch nicht. Aber Sie sind ja scheinbar sicher, dass es zu nachhaltigen Problemen kommt, wenn Sie ein Problem, das ja schon seit längerer Zeit besteht, auch nur ansprechen. Das könnte man ja auch ganz freundlich machen.«

K.: »Wie denn?«

Th.: »Sie könnten zum Beispiel den Nachbarn bei einer passenden Gelegenheit, etwa einer Begegnung am Gartenzaun, vorsichtig ansprechen. Sie könnten zum Beispiel sagen: ›Herr Soundso, könnte ich Sie wohl mal kurz sprechen? Ich wollte Sie bitten, Ihre Fahrräder zukünftig nicht mehr auf meiner Seite der Garagenausfahrt abzustellen. Es macht mir doch einige Mühe, die Räder morgens beiseite zu räumen, damit ich ohne Schaden anzurichten an Auto oder Fahrrädern vorbeikomme. Ich hoffe, Sie haben dafür Verständnis.‹«

K.: »Ganz schöner Aufwand.«

Th.: »Aber es ist nicht der Aufwand, den Sie vermeiden müssen, sondern Sie müssen vermeiden, Ihrem Gegenüber, wenn es erforderlich ist, auch einmal entschiedener und nachdrücklicher gegenüberzutreten. Ich kann mir lebhaft vorstellen, dass Sie damit ein ums andere Mal Ihre eigenen Interessen aus dem Auge verlieren oder sich zu kurz gekommen, nicht gesehen oder sogar um Ihre Belange betrogen vorkommen. Aber andere sind meiner Erfahrung nach da nicht so zurückhaltend und vermeidend wie Sie und setzen sich für ihre eigenen Belange ein.

Vielleicht kommt dann als Antwort von dem Nachbarn ein knappes ›klar‹ und das Problem ist erledigt. Vielleicht kommt es auch zu einer kleinen und vorübergehenden Missstimmung in Ihrer beiderseitigen Beziehung, aber die wird sich in der Regel auch rasch wieder legen und in Vergessenheit geraten.«

K.: »Und wenn nicht?«

Th.: »Dann könnten sie Ihren Nachbarn darauf ansprechen statt ein weiteres Mal zu vermeiden, die Störung oder scheinbare Störung in der gemeinsamen Beziehung zur Sprache zu bringen.«

Die anderen Teilnehmer in der Gruppe haben dem Dialog aufmerksam zugehört. »Ich würde das, glaube ich, auch nicht ansprechen, mir würde es ähnlich gehen wie Herrn K.«, schließt sich Frau D. an.

Th.: »Und dabei würden Sie es dann belassen?«

D.: »Wahrscheinlich.«

Th.: »Und was hätten sie damit gewonnen? Würde Ihnen das das Zusammensein mit anderen erleichtern, und hätten Sie das Gefühl, dass Ihre Beziehungen und ihr soziales Leben überhaupt auf diese Weise befriedigender für sie sein würden?«

D.: »Nein, das glaube ich eigentlich nicht. Aber ich kann es schwer aushalten, wenn in Beziehungen irgendwie belastende Probleme oder Konflikte auftauchen, und ziehe mich dann zurück.«

Th.: »Das würde ich an Ihrer Stelle nicht tun. Ich würde an Ihrer Stelle versuchen, mich entschiedener und entschlossener zu zeigen und auch einmal energischer zu werden. Ist damit bei Ihnen gar nicht zu rechnen, werden die anderen wohl am ehesten denken, dass man an Ihnen leicht vorbeikommt und nicht damit rechnen muss, dass Sie ihre Stimme unüberhörbar erheben. Wollen Sie das wirklich? Ich meine doch zu wissen, dass Sie das durchaus können.«

Manche Personen, die in hohem Maße sozial ängstlich sind, widersetzen sich der Empfehlung zur Gruppentherapie, obwohl die Behandlung in der Gruppe indiziert ist. Bei einigen Personen ist die Angst vor Bewertung und vor Beschämung so groß, dass sie es nur unter großer Anspannung aushalten, sich in Gegenwart von anderen zu äußern, und sie fühlen sich nicht in der Lage, an der Gruppe aktiv teilzunehmen.

Diese oft ausgeprägte Form des Vermeidens geht aus der Überzeugung hervor, sich unter anderen »nicht sehen lassen zu können«, »komisch angesehen und verachtet« zu werden, als »Versager« entlarvt zu werden oder in der menschlichen Gemeinschaft keinen Platz zu haben. Dabei sind die selbstentwertenden Urteile weitgehend unabhängig von tatsächlichen Fähigkeiten.

Manche betroffenen Gruppenteilnehmer meiden jegliche sozialen Kontakte. Allenfalls machen sie im Schutz der Dunkelheit, bekleidet mit einem dunklen Kapuzenpullover in aller Eile die notwendigsten Einkäufe, um rasch wieder aus der Öffentlichkeit zu verschwinden und sich den potenziellen Blicken von anderen zu entziehen.

»Warum wollen Sie auf gar keinen Fall gesehen werden?« Der so Angesprochene schüttelt sich, als wolle er ein höchst unangenehmes körperliches Empfinden von sich abschütteln. Im gleichen Moment verzieht sich sein Gesicht wie zu einer Maske des Ekels.

Bei Personen mit dermaßen gravierenden generalisierten sozialen Ängsten kann es hilfreich sein, besondere Absprachen zu treffen, damit sie doch noch an der therapeutischen Gruppe teilnehmen können. So kann es beispielsweise nützlich sein, vor einer Gruppe bestimmte Schritte für die bevorstehende Sitzung zu verabreden und im Anschluss die Gruppensitzung gemeinsam auf die Erfahrungen hin auszuwerten, die der Patient dort gemacht hat. Bei anderen Personen kann es hilfreich sein anzuregen, die Aufmerksamkeit gezielt auf bestimmte Aspekte des Verhaltens von Mitpatienten in der Gruppe zu richten, beispielsweise um Ähnlichkeiten und Unterschiede festzustellen, eine Empfehlung, die helfen kann, die andauernde Selbstaufmerksamkeit sozial ängstlicher Patienten zu unterbrechen.

Dysfunktionale interpersonelle Beziehungsmuster

In einer psychoanalytisch-interaktionellen Gruppe, die sich schon seit geraumer Zeit mit denselben Mitgliedern trifft, stellen sich immer wieder die gleichen interpersonellen Beziehungsmuster ein. Und ein ums andere Mal kommt es dabei zu heftigen Verstrickungen zwischen den Gruppenteilnehmern, ohne dass sie über diesen Aspekt ihrer Beziehungsgestaltung Kontrolle zu haben scheinen. Die Patienten erleben sich als einem Geschehen mehr oder weniger passiv ausgeliefert, das sie subjektiv – und häufig auch von außen betrachtet – insofern schädigt, als jede Entwicklung ausgeschlossen scheint. Gleichwohl scheint keines der Mitglieder der Gruppe irgendein Interesse daran zu haben, an der gemeinsamen Situation irgendetwas ernsthaft zu verändern. Kritische Nachfragen seitens des Gruppentherapeuten, was an dieser für ihn unbefriedigenden Situation doch für die Teilnehmer irgendeinen, von ihm nicht verstandenen Sinn haben müsse, bleiben unbeantwortet und ungeklärt. Es werden Hypothesen entwickelt, die das Festhalten am Status quo verständlich machen sollen – etwa die Annahme, dass es sich da möglicherweise um einen lang hingezogenen Machtkampf handeln könne, der keine Gewinner, aber auch keine Verlierer haben dürfe, aus welchen Gründen auch immer.

> Die Gruppentherapeutin meint hier, nachdem sie das Geschehen über längere Zeit verfolgt hat: »Irgendwie treten wir hier auf der Stelle. Ich merke, wie es mich ärgerlich macht und ich mich frage, was das soll.« Es folgt betretenes Schweigen.
>
> **Pat.:** »Ja mir ist das auch schon so gegangen, aber dann habe ich es einfach so geschehen lassen.«
>
> **Th.:** »Obwohl Sie sich ärgern, lassen Sie das einfach so über sich ergehen?«
>
> **Pat.:** »Ja, das mache ich leicht. Das wirft mir auch meine Freundin vor – dass ich so passiv bin.«

»Was die Gruppe braucht«

In einer Fortbildungsveranstaltung zur psychoanalytisch-interaktionellen Gruppentherapie spricht der Referent über die Rolle und die Haltung des Gruppentherapeuten: »Ich frage mich dann: Was braucht die Gruppe jetzt?« Die Frage, die er sich selbst stellt, ist Antwort seines Erlebens dessen, was in der Gruppe vorangegangen ist. Er teilt sein Erleben jedoch nicht mit, sondern geht davon aus, dass die Gruppe »etwas braucht«, worüber sie aktuell offensichtlich nicht verfügt.

Mit seiner stillschweigenden Antwort tut er allerdings mehr, als sich selbst nur eine Frage vorzulegen. »Die Gruppe braucht etwas« konstelliert eine Beziehung zwischen ihm und den Gruppenteilnehmern, mit der er sich die Rolle eines Versorgers von Bedürftigen zuerkennt. In den Gruppenteilnehmern sieht er abhängige Akteure, während er selbst sich im Besitz dessen sieht, was die Teilnehmer vermeintlich »brauchen«. Und wenig später wird er die Situation dann auch mit der einer Mutter und ihren abhängigen bedürftigen kleinen Kindern vergleichen.

Indem der Gruppentherapeut in Erwägung zieht, dass die Teilnehmer etwas »brauchen«, das ihnen von außen zugeführt werden muss, demnach bedürftig sind, unterstreicht er nicht nur seine eigene Rolle als

Versorger, sondern auch die bedürftig-abhängige Rolle der Gruppenteilnehmer.

Eine mit Worten zur Sprache gebrachte Intervention, die geeignet hätte sein können, die Fähigkeiten der Anwesenden anzusprechen, die es ihnen eher ermöglicht hätte, anders als per Bedürfnisbefriedigung von außen die gemeinsame Situation zu bewältigen, hätte zum Beispiel lauten können:

Th.: »Was ist los? Keiner sagt mehr etwas?«
Pat.: »Es geht irgendwie nicht weiter.«
Th.: »Ich denke schon, dass es weitergehen kann, wenn Sie das wollen. Jedenfalls traue ich Ihnen das zu.«

Schluss

Die vorangegangenen Kapitel verdeutlichen, wie sich die psychoanalytisch-interaktionelle Gruppentherapie auf Beziehungen und ihre Störungen mit ihren Auswirkungen auf das jeweilige Erleben und Handeln zentriert. Diese Fokussierung auf das Gegenwärtige, auf die Oberfläche weist letztlich auf eine Tiefe hin, jedoch eine andere Tiefe, als das mit der analytischen Gruppentherapie gegeben ist. Während in der Gruppenanalyse tiefe Deutungen auf das – aus freien Einfällen und freier Interaktion hergeleitete – Unbewusste der Gruppe im Vordergrund stehen, sind in der psychoanalytisch interaktionellen Gruppentherapie freie Interaktion und Antworten in Reaktion auf implizite Mitteilungen das Wesentliche. In der analytischen Gruppentherapie ist die Therapeutin die Expertin, die als Objekt einer sogenannten »milden unanstößigen positiven Übertragung« (Freud, 1912e) allenfalls am Rande ein Rolle spielt, während die Therapeutin in der psychoanalytisch-interaktionellen Gruppentherapie mit ihren Antworten bemüht ist, eine heilsame, entwicklungsfördernde Beziehung anzubieten, eine Beziehung, die hält, Grenzen setzt, reguliert. Sie zeigt sich als mitfühlendes, beteiligtes Objekt mit ihren Wahrnehmungen und ihrer Leiblichkeit und bringt sich selektiv authentisch als Person ein. Dies wird an vielen beispielhaften Interaktionen deutlich gemacht. Für die Antworten der Therapeutin ist nicht nur die Kenntnis der strukturellen Einschränkungen in Bezug auf die Selbst- und Beziehungsregulierung, die sich im Verhalten und der Interaktion mit den Gruppenteilnehmern zeigen, bedeutsam, sondern vor allem auch das, was zwischenleiblich geschieht und implizit erkennbar wird. Die Folgen der blockierten oder durch deprivierte Bedingungen defizitären Entwicklung werden unter anderem in der zwischenleiblichen Beziehung erfasst und in gemäßigtere Bahnen gelenkt, wenn nicht überwunden, wovon nicht nur der Einzelne, sondern die Gruppe insgesamt profitiert.

Durch digitale Räume können neue Kommunikationsformen erschlossen werden. Soziale Medien wie Instagram, Twitter oder Facebook bieten in vielfältiger Form Plattformen für Kommunikation an. Dabei scheinen sie eher einen problematischen Charakter zu haben, im positiven Fall der narzisstischen Anhebung zu dienen (z. B. durch Likes), häufiger jedoch extrem destruktive Wirkungen zu haben wie zum Beispiel durch Dislikes oder Cybermobbing. Soziale Existenzen können dadurch gleichsam ausgelöscht werden. Gerade Jugendliche in ihrer instabilen Lebenssituation sind leicht verführbar sich solchen Zurschaustellungen auszusetzten und davon beschädigt zu werden. Gruppentherapie ist auch für Jugendliche zunehmend ein therapeutisches Mittel der Wahl geworden. Gerade in diesem Alter, in dem es noch gilt viele Kompetenzen zu erwerben und sich in der Selbst- und Beziehungsregulierung zurechtzufinden, ist die psychoanalytisch-interaktionelle Gruppentherapie ein hilfreiches Instrument.

Die ganzheitliche Haltung mit Einbeziehung von Körper, Psyche und Geist im Zwischen der psychoanalytisch-interaktionellen Gruppentherapie bietet einen wichtigen Zugang zur Selbsterfahrung einerseits und zur Therapie andererseits, die an der Oberfläche des Hier und Jetzt frühe negative Erfahrungen der Entwicklung relativiert.

Literatur

APA – American Psychiatric Association (2013). *Diagnostic and Statistical Manual of Mental Disorders*. 5. Aufl. Arlington, VA: American Psychiatric Association. https://doi.org/10.1176/appi.books.9780890425596

Arbeitskreis OPD (Hrsg.). (2006). *OPD-2. Operationalisierte Psychodynamische Diagnostik*. Bern: Huber.

Arbeitskreis OPD (Hrsg.). (2023). *OPD-3. Operationalisierte Psychodynamische Diagnostik*. Bern: Hogrefe.

Arendt, H. (2002). *Vita activa oder Vom tätigen Leben*. München u. Zürich: Piper.

Balint, M. (1968). *Therapeutische Aspekte der Regression*. Stuttgart: Klett.

Balint, M. & Balint, E. (1980). *Psychotherapeutische Techniken in der Medizin*. Stuttgart: Klett-Cotta.

Bateson, G. (1993). *Geist und Natur. Eine notwendige Einheit*. Frankfurt a. M.: Suhrkamp.

Benecke, C. (2015). *Klinische Psychologie und Psychotherapie. Ein integratives Lehrbuch*. Stuttgart: Kohlhammer.

Bergmann, J. R. (1981). Ethnomethodologische Konversationsanalyse. In P. Schröder & H. Steger (Hrsg.), *Dialogforschung. Jahrbuch 1980 des Instituts für deutsche Sprache Düsseldorf*. Düsseldorf: Pädagogischer Verlag Schwann.

Bergmann, J. R. (1982). Schweigephasen im Gespräch – Aspekte ihrer interaktiven Organisation. In H.-G. Soeffner (Hrsg.), *Beiträge zu einer empirischen Sprachsoziologie* (S. 143–183). Tübingen: Gunter Narr.

Bion, W. (2009). *Aufmerksamkeit und Deutung*. Edition diskord – Veröffentlichungen des Klein Seminars Salzburg. Frankfurt a. M.: Brandes & Apsel.

Bowlby, J. (1980). *Attachment and Loss. Vol. 3: Loss, Sadness and Depression*. New York: Basic Books.

Brandes, H. (2005). Gruppenmatrix und Theorie des Unbewussten. Über Bewegungen und Perspektiven in der gruppenanalytischen Theorie und Praxis. *Gruppenanalyse, 15*(2), 151–169.

Brandl, Y. & Mies, T. (2000). Spielregeln der Gruppenanalyse – Spielregeln der Psychoanalyse. Gemeinsamkeiten und Unterschiede. *Gruppenpsychotherapie und Gruppendynamik, 56*(4), 332–254.

Dally, A. (2014). Transparenz, Selbstoffenbarung – selektiv authentisch sein. In H. Staats, A. Dally & T. Bolm (Hrsg.), *Gruppentherapie und Gruppenanalyse. Ein Lehr- und Lernbuch für Klinik und Praxis* (S. 140–154). Göttingen: Vandenhoeck & Ruprecht.

Fonagy, P. (1999). Memory and Therapeutic Action. *Int. J. Psychoanal., 80*(2), 215–223.

Foulkes, S.H. (1990). Selected Papers. Psychoanalysis and Group Analysis. London: Karnac.

Foulkes S.H. (2007). *Praxis der gruppenanalytischen Psychotherapie*. Hohenwarsleben: Westarp.

Foulkes S.H. (2019). Theoretische und praktische Grundlagen der analytischen Gruppenpsychotherapie. *Gruppentherapie und Gruppendynamik, 55*(3), 262–271.

Foulkes, S.H. & Anthony, E.J. (1965). *Group Psychotherapy. The Psychoanalytic Approach*. 2. Aufl. Harmondsworth: Penguin Books.

Fürstenau, P. (1977). Die beiden Dimensionen des psychoanalytischen Umgangs mit strukturell ich-gestörten Patienten. *Psyche – Z Psychoanal, 31*(3), 197–207.

Freud, S. (1905b [ca. 1895–98]). Psychische Behandlung (Seelenbehandlung). In *GW V*, S. 287–315.

Freud, S. (1912e). Ratschläge für den Arzt bei der psychoanalytischen Behandlung. In *GW VIII*, S. 376–387.

Freud, S. (1913). *Schriften zur Behandlungstechnik. Zur Einleitung der Behandlung. Weitere Ratschläge zur Technik der Psychoanalyse*. Sonderausgabe. Frankfurt a.M.: Fischer.

Freud, S. (1921c). *Massenpsychologie und Ichanalyse* In *GW XIII*, S. 71–161.

Fuchs, T. (2015). Die gegenwärtige Bedeutung der Phänomenologie. *Information Philosophie, 3*, 8–19.

Fuchs, T. (2016). In Kontakt mit der Wirklichkeit: Wahrnehmung als Interaktion. In M. Schlette, T. Fuchs & A. Habermann (Hrsg.), *Anthropologie der Wahrnehmung* (S. 65–95). Heidelberg: Winter.

Fuchs, T. (2018). Zwischenleibliche Resonanz und Interaffektivität. *Psychodynamische Psychotherapie, 17*(4), 211–221.

Fuchs, T. & Jaegher, H. de (2009). Enactive intersubjectivity: Participatory sense-making and mutual incorporation. *Phenomenology and the Cognitive Sciences, 8*(4), 465–486.

Gallagher, S. & Hutto, D.D. (2008). Understanding others through primary interaction and narrative practice. In J. Zlatev, T.P. Racine, C. Sinha & E. Itkonen (Hrsg.) *The Shared Mind: Perspectives on Intersubjectivity* (S. 17–38). [= Converging Evidence in Language and Communication Research, 12]. Amsterdam: John Benjamins Publishing Company.

Habermas, J. (1988). *Theorie des kommunikativen Handelns*. Frankfurt a.M.: Suhrkamp.

Heigl-Evers, A. (1972). *Konzepte der analytischen Gruppentherapie*. Göttingen: Vandenhoeck & Ruprecht.

Heigl-Evers, A. & Heigl, F. (1973). Gruppentherapie: interaktionell – tiefenpsychologisch fundiert (analytisch orientiert) – psychoanalytisch. *Gruppenpsychotherapie und Gruppendynamik, 7*, 132–157.

Heigl-Evers, A. & Heigl, F. (1983). Das interaktionelle Prinzip in der Einzel- und Gruppenpsychotherapie. *Zeitschrift für Psychosomatische Medizin und Psychotherapie, 29*(1), 1–14.

Heigl-Evers, A., Heigl, F. & Ott, I. (1993). *Lehrbuch der Psychotherapie*. Stuttgart u. Jena: G. Fischer.

Heigl-Evers, A. & Ott, J. (Hrsg.). (2002). *Die psychoanalytisch-interaktionelle Methode*. 4. Aufl. Göttingen: Vandenhoeck & Ruprecht.

Helm, P. & Eichenhofer, J. (2019). Reflexionen zu einem social turn in den privacy studies. In C. Aldenhoff, L. Edeler, M. Hennig, J. Kelsch, L. Raabe & F. Sobala (Hrsg.), *Digitalität und Privatheit. Kulturelle, politisch-rechtliche und soziale Perspektiven.* (S. 139–165). Bielefeld: transcript.

Heritage, J. (1984). A change-of-state token and aspects of its sequential placement. In J. M. Atkinson & J. Heritage (Hrsg.), *Structures of Social Action. Studies in Conversation Analysis* (S. 299–345). Cambridge: Cambridge University Press.

Kant, I. (2004 [1784]). Was ist Aufklärung? *UTOPIE kreativ, 159*, 5–10.

Kantrowitz, J. L. (1995). The beneficial aspects of the patient-analyst match. *Int. J. Psychoanal., 76*(2), 299–313.

Kernberg, O. F. (2000). Borderline-Persönlichkeitsorganisation und Klassifikation der Persönlichkeitsstörungen. In O. F. Kernberg, B. Dulz & U. Sachsse (Hrsg.), *Handbuch der Borderline-Störungen* (S. 45–56). Stuttgart u. New York: Schattauer.

Kohut, H. (1973). *Narzissmus. Eine Theorie der psychoanalytischen Behandlung narzißtischer Persönlichkeitsstörungen*. Frankfurt a. M.: Suhrkamp.

Kristensen, S. (2012). Maurice Merleau-Ponty I. Körperschema und leibliche Subjektivität. In E. Alloa, T. Bedorf, C. Grüny & T. N. Klass (Hrsg.), *Leiblichkeit. Geschichte und Aktualität eines Konzepts* (S. 23–36). Tübingen: Mohr Siebeck.

Kuck, B. (2014). Körperpsychotherapie: Zusammenwirken von Geist und Körper [Buchbesprechung zu: Alan Fogel: Selbstwahrnehmung und Embodiment in der Körperpsychotherapie]. *Deutsches Ärzteblatt PP, 9/2014*, 423.

Lasch, C. (1979). *The Culture of Narcissism*. New York: W. W. Norton.

Merleau-Ponty, M. (1974 [1966]). *Phänomenologie der Wahrnehmung*. Berlin: De Gruyter.

Mertens, W. (2013). Das Zwei-Personen-Unbewusste – unbewusste Wahrnehmungsprozesse in der analytischen Situation. *Psyche – Z Psychoanal, 67*(9–10), 817–843.

Mies, T. (1992). Thesen zum Matrixbegriff von Foulkes. Individuelles und gemeinsames Unbewußte in der Gruppe. https://gruppenanalyse-muenster.de/wp-content/uploads/2020/07/Thomas-Mies_Thesen-zum-Matrixbegriff-von-Foulkes.pdf

Miller, A. (2012 [1979]). *Das Drama des begabten Kindes und die Suche nach dem wahren Selbst*. Berlin: Suhrkamp.

Mills, J. (2017). Challenging relational psychoanalysis: A critique of postmodernism and analyst self-disclosure. *Psychoanalytic Perspectives, 14*(3), 313–335.

Möller, H.-J., Laux, G. & Kapfhammer, H.-P. (Hrsg.). (1996). *Psychiatrie*. Stuttgart: Hippokrates.

Nietzsche, F. (2010 [1886]). *Also sprach Zarathustra*. 11. Aufl. München: dtv C. H. Beck.

Parsons, T. (1972). *Das System moderner Gesellschaften*. München: Juventa.

Polanyi, M. (1969). *Implizites Wissen*. Frankfurt a. M.: Suhrkamp.

Renneberg, B. & Herpertz, S. U. (2021). *Persönlichkeitsstörungen*. [= Fortschritte in der Psychotherapie, Bd. 79]. Göttingen: Hogrefe.

Richter, H.-E. (1972). *Die Gruppe. Hoffnung auf einen neuen Weg, sich selbst und anderen zu begegnen*. Reinbek b. Hamburg: Rowohlt.

Rosa, H. (2016). *Resonanz. Eine Soziologie der Weltbeziehung*. Frankfurt a. M.: Suhrkamp.

Sachsse, U. (2002). *Selbstverletzendes Verhalten: Psychodynamik – Psychotherapie. Das Trauma, die Dissoziation und ihre Behandlung*. Göttingen: Vandenhoeck & Ruprecht.

Sacks, H., Schegloff, E. A. & Jefferson, G. (1974). A simplest systematics for the organization of turn-taking in conversation. *Language, 50*(4), 696–735.

Sandler, J. (1976). Countertransference and role-responsiveness. *International Review of Psychoanalysis, 3*(1), 43–47.

Sandner, D. (1986). Der Beitrag von S. H. Foulkes zur Entwicklung der analytischen Gruppentherapie. In ders., *Gruppenanalyse* (S. 24–32). Berlin: Springer.

Sandner, D.(2000). Gruppenmatrix. In G. Stumm & A. Pritz (Hrsg.), *Wörterbuch der Psychotherapie* (S. 259–260). Wien u. New York: Springer.

Schindler, R. (1957/1958). Grundprinzipien der Psychodynamik in der Gruppe. *Psyche – Z Psychoanal, 11*(5), 308–318.

Schuhmacher-Chilla, D. (2018). *Anthropologische Kunsttheorie.* [= Kunstpädagogische Positionen, Bd. 42]. Hamburg: Universitätsdruckerei Hamburg.

Schulze, G. (1992). *Die Erlebnisgesellschaft. Kultursoziologie der Gegenwart.* Frankfurt u. New York: Campus.

Schütz, A. (1971). Über die Mannigfaltigen Wirklichkeiten. In ders., *Gesammelte Aufsätze. 1: Das Problem der sozialen Wirklichkeit* (S. 237–298). Dordrecht: Springer.

Sennett, R. (1998). *Der flexible Mensch. Die Kultur des neuen Kapitalismus.* Berlin, Heidelberg u. a.: Springer.

Simmel, G. (2013 [1908]). Exkurs über die Soziologie der Sinne. In ders., *Soziologie. Untersuchungen über die Formen der Vergesellschaftung* (S. 721–764). Frankfurt a. M.: Suhrkamp.

Staats, H., Dally, A. & Bolm, T. (Hrsg.). (2014). *Gruppenpsychotherapie und Gruppenanalyse. Ein Lehr- und Lernbuch für Klinik und Praxis.* Göttingen: Vandenhoeck & Ruprecht.

Straub, J. (2019). *Das optimierte Selbst.* Gießen: Psychosozial-Verlag.

Strauß, B. (2021). Scheitern in der Psychotherapie – der aktuelle Wissensstand. *Psychotherapeut, 66*(4), 288–298.

Streeck, U. (2000). Szenische Darstellungen, nicht-sprachliche Interaktion und Enactments im therapeutischen Prozess. In ders. (Hrsg.), *Erinnern, Agieren und Inszenieren. Enactments und szenische Darstellungen in der Psychotherapie* (S. 13–55). Göttingen: Vandenhoeck & Ruprecht.

Streeck, U. (2007). *Psychotherapie komplexer Persönlichkeitsstörungen. Grundlagen der psychoanalytisch-interaktionellen Methode.* Stuttgart: Klett-Cotta.

Streeck, U. (2009). *Gestik und die therapeutische Beziehung.* Stuttgart: Kohlhammer.

Streeck, U. (2014a). Strukturelle Störungen. In H. Staats, A. Dally & T. Bolm (Hrsg.), *Gruppentherapie und Gruppenanalyse. Ein Lehr- und Lernbuch für Klinik und Praxis* (S. 145–154). Göttingen: Vandenhoeck & Ruprecht.

Streeck, U. (2014b). *Psychoanalytisch-interaktionelle Therapie für Patienten mit Persönlichkeitsstörungen.* In H. Staats, A. Dally & T. Bolm (Hrsg.), *Gruppentherapie und Gruppenanalyse. Ein Lehr- und Lernbuch für Klinik und Praxis* (S. 297–305 154). Göttingen: Vandenhoeck & Ruprecht.

Streeck, U. (2015). *Handbuch psychoanalytisch-interaktionelle Therapie.* 3. Aufl. Göttingen: Vandenhoeck & Ruprecht.

Streeck, U. (2020). Soziale Interaktion, Zweite-Person-Perspektive und leibliches Wissen. *Gruppentherapie und Gruppendynamik, 56*(4), 321–331.

Streeck, U. (2023). *Zu einer Beziehung gehören mindestens zwei. Intersubjektiviät in sozialem Alltag und Psychotherapie.* Gießen: Psychosozial-Verlag.

Thomas, W. J. (1965). *Person und Sozialverhalten.* [= Soziologische Texte, Bd. 26]. Neuwied: Luchterhand.

Waldenfels, B. (2016). *Antwortregister.* Berlin: Suhrkamp.

Watzlawick, P., Beavin, J. H. & Jackson, D. D. (1967). *Pragmatics of Human Communication.* New York: Norton.

Weber, M. (2019 [1922]). *Soziologische Grundbegriffe.* Ditzingen: Reclam.

WHO – World Health Organization (2019). *International Statistical Classification of Diseases and Related Health Problems*. 11. Aufl. https://icd.who.int/

Wilke, S. (1992). *Die erste Begegnung. Eine konversations- und inhaltsanalytische Untersuchung der Interaktion im psychoanalytischen Erstgespräch*. Heidelberg: Roland Asanger.

Psychosozial-Verlag

Mathias Hirsch

Die Therapie als Beziehungsraum

Modifizierte psychoanalytische Traumatherapie

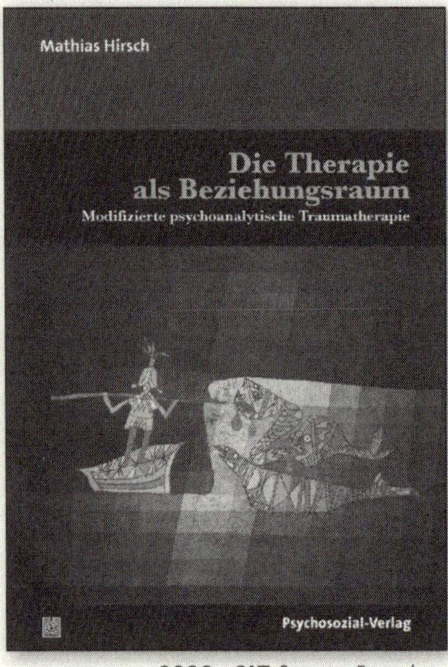

2022 · 217 Seiten · Broschur
ISBN 978-3-8379-3180-8

Welche Bedeutung hat die therapeutische Beziehung in der psychoanalytischen Behandlung schwer traumatisierter Patient*innen? Mathias Hirsch versteht Therapie als Beziehungsraum, in dem Übertragungs-, Gegenübertragungs-, Identifikations- und Projektionsprozesse ablaufen. Er zeigt, wie in psychoanalytischen Einzel- und Gruppenpsychotherapien mit Metaphern und konstruierten Bildern gearbeitet wird, stellt Phasenabläufe und Krisensituationen dar und hebt die Wichtigkeit von Körpersprache, Humor und verschiedenen Formen der Liebe in der Therapie hervor. Eine besondere Bedeutung kommt hier der analytischen Gruppenpsychotherapie für die Entwicklung von Symbolisierung und Mentalisierung traumatisierter Patient*innen zu. Fachleute aus Psychoanalyse, Trauma- und Verhaltenstherapie können so ihr Wissen und ihre Fähigkeit für die Behandlung schwer traumatisierter Patient*innen erweitern und Übertragungs-Gegenübertragungsdynamiken besser verstehen.

Walltorstr. 10 · 35390 Gießen · Tel. 0641-969978-18 · Fax 0641-969978-19
bestellung@psychosozial-verlag.de · www.psychosozial-verlag.de